DE

L'ENDOCARDITE

VILLEUSE ET VERRUQUEUSE

PAR

Fr.-X.-Victor BAUR

DOCTEUR EN MÉDECINE DE LA FACULTÉ DE PARIS

Lauréat de la Faculté de médecine de Nancy
Mention honorable, 1878. — Prix : Médaille d'argent, 1879.
Médecin stagiaire au Val-de-Grâce.

PARIS

ALPHONSE DERENNE

52, Boulevard Saint-Michel, 52

1881

DE

L'ENDOCARDITE

VILLEUSE ET VERRUQUEUSE

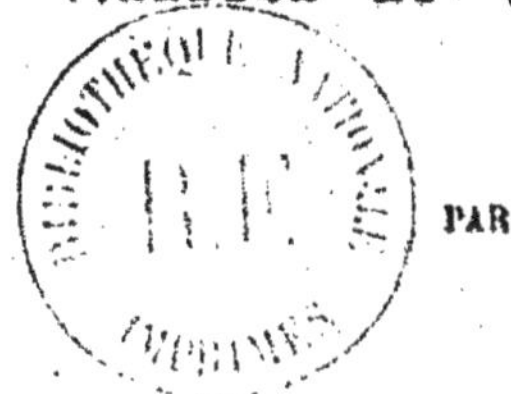

PAR

Fr.-X.-Victor BAUR

DOCTEUR EN MÉDECINE DE LA FACULTÉ DE PARIS

Lauréat de la Faculté de médecine de Nancy
Mention honorable, 1878. — Prix : Médaille d'argent, 1879.
Médecin stagiaire au Val-de-Grâce.

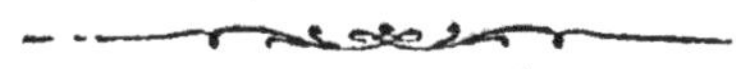

PARIS

ALPHONSE DERENNE

52, Boulevard Saint-Michel, 52

1881

A MON PÈRE ET A MA MÈRE

A MON ONCLE, L'ABBÉ J.-B. BAUR

A MON ONCLE, LE DOCTEUR X. BAUR

A MES FRÈRES ET SŒURS

A MES PARENTS

A MES AMIS

A M. LE DOCTEUR LANCEREAUX

Membre de l'Académie de médecine,
Professeur agrégé de la Faculté, etc.

A MES PREMIERS MAITRES

MM. LES PROFESSEURS DE LA FACULTÉ DE MÉDECINE DE NANCY

A MON PRÉSIDENT DE THÈSE

M. LE PROFESSEUR POTAIN

DE L'ENDOCARDITE

INTRODUCTION

L'endocardite villeuse et verruqueuse a été décrite pour
la première fois, comme forme spéciale d'endocardite, par
M. le docteur Lancereaux, dans son *Atlas d'Anatomie pathologique*, publié en 1871. Depuis cette époque elle n'a
plus été l'objet de recherches nouvelles. Cette pénurie de
travaux relatifs à cette affection s'explique sans doute par
sa rareté et aussi par ce fait que, se traduisant par des
signes souvent peu saillants, elle échappe facilement à l'observation. Il faut être prévenu pour la reconnaître. M. Lancereaux, dont l'attention était éveillée par les faits qu'il
avait rencontrés, a pu en constater d'autres.

Pour notre dissertation inaugurale nous nous sommes
proposé de grouper ces nouvelles observations de notre
savant maître, d'y joindre celles qui ont déjà été publiées,
et de faire de l'endocardite villeuse et verruqueuse une
étude, à laquelle un ouvrage didactique, comme *l'Atlas* ou
le *Traité d'Anatomie pathologique* de M. Lancereaux, ne

permettait pas de donner les développements nécessaires. Ces livres donnent de la maladie qui nous occupe, une description abrégée, condensée ; ils contiennent notre thèse en substance ; notre but a été d'insister seulement sur les points les plus intéressants de cette forme d'endocardite.

Aux observations qui font la base de ce modeste travail, notre excellent maître a joint ses obligeants conseils. Qu'il nous excuse si nous n'avons pas su en tirer un meilleur parti, et qu'il nous permette de lui adresser nos remercie-ments pour la grande bienveillance qu'il nous a constam-ment témoignée.

Le plan que nous avons adopté est le suivant :

I. — Définition de l'endocardite villeuse et verruqueuse.

II. — Exposé des observations.

III. — Anatomie et physiologie pathologiques.

IV. — Etiologie.

V. — Symptomatologie, diagnostic, terminaisons, pro-nostic, traitement.

VI. — Conclusions.

ENDOCARDITE VILLEUSE ET VERRUQUEUSE

L'endocardite villeuse et verruqueuse est une inflammation de l'endocarde, caractérisée par la présence à sa surface de végétations circonscrites, ayant la forme de villosités ou de verrucosités, sans lésions profondes de cette membrane.

Cette définition purement anatomique, comme on le voit, est, selon nous, parfaitement exacte ; elle indique le caractère le plus saillant de cette endocardite, les végétations ; et celles-ci, se développant sous l'influence de conditions morbides spéciales, sont les manifestations d'une maladie distincte et par son évolution, et par son mode de terminaison.

C'est M. Lancereaux, nous l'avons déjà dit, qui a imposé son nom à cette maladie. Par les observations que nous exposerons, l'on verra que cette dénomination est justifiée.

Mais est-il bien certain que cette affection n'a été décrite que récemment? Les dénominations de cardite polypeuse (Kreysig), d'endocardite végétante, ne s'appliquent-elles pas à l'affection que nous appelons endocardite verruqueuse? La comparaison des faits peut seule trancher la question. Or, en lisant les observations des auteurs et en les comparant à celles que nous rapportons, on se convaincra facilement qu'elles ont trait à des affections bien distinctes.

Cependant l'appellation de cette maladie ne comprend pas de termes nouveaux. Le terme endocardite remonte aux travaux de M. Bouillaud sur les maladies du cœur ; comme cet auteur, nous lui donnons le sens d'inflammation de l'endocarde ; le terme *verruqueux* a été appliqué par Laënnec à certaines végétations de la membrane interne du cœur. Nous rappellerons dans le chapitre de l'anatomie pathologique la description des végétations verruqueuses de cet auteur ; l'on verra qu'elles présentent un grand nombre de caractères communs à celles qui caractérisent l'affection dont nous nous occupons, et en même temps comment elles se distinguent les unes des autres ; mais nous pouvons dire dès à présent que les végétations, appelées verruqueuses par l'inventeur de l'auscultation, et après lui par presque tous les anatomo-pathologistes, se rapportent à l'endocardite scléreuse ou rhumatismale.

L'association des deux termes seule est donc nouvelle.

La dénomination d'endocardite villeuse et verruqueuse a peut-être un défaut. Ce défaut, s'il existe, est d'employer un terme qui s'est appliqué jusqu'ici à une lésion autre que celle qui fait l'objet de cette thèse. L'on pourrait croire que nous voulons faire une maladie spéciale de ce qui est un épiphénomène, dans la maladie si bien connue aujourd'hui, l'endocardite rhumatismale. Ce défaut est inhérent, ce nous semble, à la classification anatomique des maladies ; il serait préférable sans doute de les classer d'après leurs causes, comme a tenté de le faire pour les endocardites, M. Martineau, dans sa remarquable thèse d'agrégation ; la pathologie y gagnerait en clarté, le traitement en précision. Mais il faut reconnaître que l'état actuel de la science ne le permet pas encore, et spécialement pour l'appareil cardiaque. Nous décrirons donc la maladie d'après ses caractères anatomiques, et c'est par l'étude de ces mêmes caractères que nous espérons pouvoir montrer que c'est bien une maladie spéciale.

D'ailleurs, le défaut signalé plus haut semble disparaître ou s'atténuer tout au moins, par ce fait que les végétations verruqueuses de Laënnec constituent une lésion le plus souvent, sinon toujours insignifiante, à côté des autres modifications profondes qu'a subies la membrane interne du cœur. Au contraire, dans l'endocardite villeuse et verruqueuse, les végétations sont les seules manifestations de la maladie, elles sont constantes, uniques, constituent la maladie elle-même.

II

Observation I

M. Lancereaux. Obs. 144e de l'*Atlas d'anat. path.* Planche 22, fig. 5.

Endocardite villeuse. Cirrhose aiguë du foie chez un buveur d'eau-de-vie. Ascite. Infarctus dans la rate et les reins.

M..., 57 ans, porteur aux halles.

Homme petit, mais robuste. Il exerce une profession pénible et il avoue que depuis longtemps il boit beaucoup de vin, et aussi chaque jour plusieurs verres d'eau-de-vie. Il y a au plus trois semaines qu'il s'est aperçu que son ventre augmentait de volume et depuis ce moment aussi, il a commencé à perdre ses forces et son embonpoint. Lors de son entrée à l'hôpital, amaigrissement marqué, injection des capillaires de la face, coloration jaunâtre de la peau, hésitation dans la parole, tremblement des lèvres et des membres supérieurs, crampes et fourmillements la nuit dans les membres inférieurs, faiblesse générale, insomnie légère sans hallucinations, appétit presque nul, pituite chaque matin, diarrhée depuis quelques jours. L'abdomen météorisé est le siège d'un épanchement qui remplit la cavité du bassin. Le foie se sent au-dessous du rebord costal; les veines sous-cutanées sont légèrement dilatées dans la région sus-ombilicale; poumons sains; *absence de bruits anormaux appréciables à la région du cœur.* Au bout de quelques jours, l'ascite prend un accroissement rapide, et bientôt la cavité abdominale est tout entière remplie de sérosité; il survient de la fièvre, la langue est sèche, l'haleine fétide, les forces diminuent de plus en plus et le malade succombe dans un état d'épuisement considérable.

Autopsie. — Le cœur est un peu chargé de graisse et augmenté de volume ; les valvules aortiques épaissies et légèrement insuffisantes, offrent à leur partie moyenne et sur leur face ventriculaire, des végétations papilliformes, allongées et groupées sous forme de bouquets. Chacune de ces végétations est recouverte d'un endothélium à cellules allongées, fusiformes.

Les poumons sont à peine congestionnés à leur base.

La cavité abdominale renferme plusieurs litres d'une sérosité claire et transparente.

Le foie, plutôt augmenté que diminué de volume, a sa surface parsemée de grains à peu près égaux, jaunâtres, et du volume d'un petit pois. Il est induré, ferme, élastique, et ne se laisse pas pénétrer par le doigt qui le presse. La surface à la coupe est semée de grains jaunâtres, disséminés sur un fond grisâtre. Ce fond est constitué par l'épaississement de la trame conjonctive et la présence dans cette trame, à la circonférence des lobules, de jeunes cellules ou cellules embryonnaires.

La rate est volumineuse, et son parenchyme est infiltré de sang sur quelques points, sur d'autres se voient des infarctus jaunâtres.

Les reins sont le siège d'altérations du même genre, mais moins étendues.

Opacité des méninges molles à la convexité du cerveau ; intégrité de cet organe, du moins à l'œil nu.

OBSERVATION II (*encore inédite*).

Extraite du *Traité d'anatomie pathologique* de M. Lancereaux
tome II, p. 744.

Endocardite villeuse. Embolie de l'artère sylvienne gauche.
Embolies rénales.

J. Esch..., célibataire, égoutier, est apporté le 1er septembre 1880 dans le service de M. Lancereaux, salle Sainte-Marthe, n° 34, hôpital de la Pitié. Ce malade est arrêté depuis deux jours pour une légère arthrite du genou gauche, lorsqu'il s'affaisse tout à coup et perd connaissance ; la température, un peu après son admission, est 40°,2.

Le 2 septembre, nous le trouvons étendu sur le dos, la tête et les yeux déviés à gauche, les papilles égales et contractées, les membres droits paralysés tout à la fois du mouvement et du sentiment, la face normale, les muscles de la région postérieure du cou légèrement contracturés. Respiration courte et diaphragmatique, pouls fréquent, battements du cœur normaux, absence de souffle. Impossible d'obtenir le moindre renseignement du malade qui est dans un état de profonde torpeur ; sensibilité partout obtuse, nulle du côté paralysé ; matières fécales et urines involontaires, genou droit faiblement tuméfié ; température axillaire 40°,5.

Six ventouses sont fixées à la nuque. Lavement purgatif.

Mort vers le soir.

Autopsie. — Trente-six heures après la mort.

Rien à noter dans l'habitude extérieure du cadavre. Le genou droit ouvert laisse échapper une petite quantité de sérosité ; la synoviale est partout injectée, et sur quelques points recouverte de fausses membranes minces et jaunâtres, fibrineuses. Les autres articulations sont intactes.

Les poumons, celui de gauche surtout, sont congestionnés à leur base et à la partie postérieure.

Le cœur non chargé de graisse, de volume normal, ne présente aucune altération à droite. Les valvules sigmoïdes de l'aorte, à part l'état fenêtré de l'une d'elles, sont intactes. La valvule mitrale, saine sur quelques points, est sur d'autres, le siège d'une altération qui consiste dans la présence de végétations miliaires, agglomérées, du volume d'une tête d'épingle, sessiles ou pédiculées (1). Ces végétations grisâtres, semi-transparentes, lisses et brillantes, sont faciles à détacher, lorsqu'on vient à promener

1. Ces végétations sont figurées dans le *Traité d'anat. path.* (*fig.* 108).

sur elles la pulpe du doigt. Aussi comprend-on qu'elles puissent se décoller pendant la vie. Ce qui permet de le croire, c'est que dans le voisinage, on trouve toujours sur la face auriculaire, et près du bord de la mitrale, des endroits d'une étendue d'un demi-centimètre environ, où la surface de la séreuse est dépolie, inégale, granuleuse, comme si on avait décollé des végétations semblables. D'ailleurs, la preuve que ce dépoli est bien l'effet de l'insertion de végétations emportées par le courant sanguin, c'est que celles-ci se retrouvent un peu partout dans le système artériel.

La rate, un peu volumineuse, molle, intacte, est le siège de deux petits infarctus hémorrhagiques.

Le foie est à peu près normal, mais les deux reins sont manifestement altérés. Au-dessous de la capsule fibreuse qui se décortique facilement, on constate la présence de taches hémorrhagiques multiples et de petits points miliaires, saillants, jaunâtres à leur sommet, violacés à leur base, qui, à première vue, rappellent une éruption variolique. Sur une coupe, on remarque, à côté de ces points, de petites taches ecchymotiques et des granulations jaunâtres déterminées et souvent distribuées dans les pyramides suivant la direction des vaisseaux. Ce sont autant de petits infarctus dûs à des embolies capillaires. En effet, si ces embolies sont difficiles à trouver dans les reins, il est facile de constater leur présence dans plusieurs artères de la pie-mère.

Les artères de la base du cerveau et de l'isthme sont partout intactes. La protubérance, le bulbe et le cervelet sont absolument sains, les ventricules cérébraux sont normaux, malgré l'existence de kystes nombreux dans les plexus choroïdes. L'artère de Sylvius gauche, entièrement saine à son origine, se trouve oblitérée au niveau des branches qui se distribuent aux circonvolutions situées au-dessus de l'insula de Reil et notamment à la deuxième circonvolution frontale. Ces oblitérations sont produites par des bouchons de petit volume au centre desquels il est possible de trouver de petits corps arrondis du genre des végétations cardiaques. La première et la deuxième circonvolutions frontales, une faible étendue de la troisième offrent une coloration lie de vin et sont ramollies à leur partie postérieure. Les circonvolutions frontale et pariétale ascendantes sont également altérées à leur partie inférieure. La deuxième circonvolution temporale est ramollie au niveau de la scissure parallèle. Partout, l'injection et le ramollissement sont limités aux circonvolutions, la substance blanche sous-jacente est intacte, ainsi que les corps striés et les couches optiques.

OBSERVATION III

(Extraite de la Thèse de Doctorat de M. Lancereaux, Thèse de
Paris, 1862. Obs. VIII).

Endocardite villeuse. Embolie de l'artère sylvienne gauche.

A... femme C..., 43 ans, entre le 17 octobre 1861 à l'hôpital de la Pitié, salle Sainte-Marthe, service de M. Béhier.

N'ayant pu observer cette malade durant sa vie, M. Lancereaux apprend de M. Béhier les renseignements suivants : Adressée par un confrère à M. Béhier, comme atteinte de phthisie et d'une affection du cœur, la femme C... avait eu environ quinze jours auparavant, une légère attaque apoplectique qui avait disparu rapidement. Trois jours avant sa mort, nouvelle attaque d'apoplexie ; cette fois hémiplégie complète à droite, embarras de la parole, sensibilité conservée.

Mort le 26 novembre.

Autopsie. — Crâne sain, méninges légèrement injectées. Le cerveau vu extérieurement ne paraît pas altéré ; il offre seulement un peu moins d'élasticité au niveau du lobe moyen gauche. En le coupant par tranches successives, on reconnaît que la moitié externe du corps strié et la substance médullaire du voisinage tranchent sur la substance saine du côté opposé par

une injection plus prononcée, une coloration rougeâtre ou jaunâtre et une consistance moindre. Cette lésion au premier
abord pouvait être regardée comme inflammatoire, et cependant,
à l'examen microscopique, les fibres nerveuses sont granuleuses,
brisées ou rompues ; quelques cellules dans la substance grise
voisine sont altérées et plus granuleuses qu'à l'état normal ;
granulations et corpuscules granuleux peu abondants, pas de
gouttelettes de graisse, pas de trace d'exsudat ou de globules
de pus. Les vaisseaux ont leurs parois encore saines ; ils sont
remplis de globules rouges, au milieu desquels se voient des
globules blancs volumineux et déjà plus granuleux qu'à l'état
normal. L'hémisphère droit du cerveau, le cerveau et les artères correspondantes sont sans altération.

L'artère sylvienne gauche est oblitérée dans une étendue de
deux centimètres environ, à partir de la racine de l'insula de
Reil, par un coagulum ferme et brunâtre qui se termine par
une extrémité conique ; une portion seulement de ce caillot a
pu être examinée avec soin, elle était composée de fibrine récemment concrétée ; l'autre portion a été égarée. La paroi artérielle est saine ; le coagulum s'en sépare très facilement, il
ne paraît pas y adhérer.

Cœur. — Dépôt graisseux peu abondant à la base ; légère
augmentation de volume et dilatation de la cavité ventriculaire
gauche ; tissu musculaire un peu jaunâtre. A l'examen microscopique, quelques fibres musculaires ont perdu leurs stries et
présentent à leur centre de nombreuses granulations. Valvules
artérielles saines. La valvule tricuspide, placée au devant d'une
bougie, est transparente à sa base, mais à son bord libre on
aperçoit quelques taches rougeâtres et obscures, auxquelles
aboutissent manifestement de petits vaisseaux pleins de sang.
Sur la valvule mitrale, ce phénomène est encore plus évident ;
mais en outre, on voit appendues au bord libre de cette valvule
à l'aide d'un court pédicule, quatre végétations du volume d'un
grain de mil ou d'un grain de blé. La plus volumineuse a une

surface extérieure lisse et régulière : et, tandis qu'au centre je ne trouve que de la fibrine en voie de régression, à la périphérie je rencontre des éléments de tissu conjonctif, de la matière amorphe, des cellules plasmatiques, des fibres de tissu conjonctif, et même des fibres élastiques. Le pédicule est tout entier organisé.

Œdème et congestion passive des poumons ; foie rapetissé par les fausses membranes qui le recouvrent. A la coupe, il a l'aspect du foie dit noix muscade.

Rate petite, adhérente à la paroi abdominale.

Aorte saine. Reins sains. Sérosité peu abondante de la cavité péritonéale. Kyste pileux et sébacé du volume d'un œuf d'oie, siégeant dans l'ovaire droit.

M. Lancereaux fait suivre cette observation des réflexions suivantes :

Il est infiniment probable que c'est à un corpuscule du genre de ceux qui étaient accolés à la valvule mitrale qu'était due l'obturation de l'artère de Sylvius ; malheureusement seulement une portion du coagulum a pu être examinée avec soin, sans quoi il eût été facile d'avoir une preuve nouvelle et positive en faveur de la théorie de l'embolie.

La lésion valvulaire était évidemment ici l'effet d'un travail inflammatoire à marche lente ; la plupart des séreuses, du reste, se trouvaient lésées chez cette malade ; plèvre et péritoine étaient le siége d'adhérences nombreuses.

OBSERVATION IV (*inédite*).

Communiquée par M. Lancereaux.

Endocardite villeuse. Embolie de l'artère sylvienne gauche.

V..., Jean-Auguste, 54 ans, ébéniste, entre à l'hôpital Saint-

Antoine, salle Saint-Antoine, lit 4, service de M. Lancereaux, le 8 octobre 1877.

Le malade est apporté sur un brancard ; les personnes qui l'accompagnent le disent paralysé depuis la veille.

9 octobre. — Il existe une paralysie du mouvement et du sentiment dans tout le côté droit ; les yeux sont déviés à gauche ; la tête est inclinée du même côté ; la pupille droite est un peu plus large que la gauche. La parole est difficile, le malade bredouille, il trouve cependant les noms propres des objets qu'on lui présente ; il tire difficilement la langue qui est déviée à gauche. Le bras est roide, le cou renversé en arrière l'est également, de même que le tronc. Au dire de la religieuse, la raideur est plus prononcée que la veille. Température 36°,6.

10 octobre. — T. matin 35°,3. T. soir 38°.

11 octobre. — Résolution complète du bras droit, décubitus dorsal ; dyspnée ; battements du cœur imperceptibles. Mort.

Autopsie le 13 octobre. — Le cerveau n'offre rien de spécial à l'extérieur, sauf une injection ancienne prononcée des lobes sphénoïdaux, principalement celui du côté gauche. La circonvolution sphénoïdale qui limite la fente sphénoïdale se trouve ramollie. La carotide et la cérébrale antérieure du côté gauche sont libres. L'artère de Sylvius gauche, à deux centimètres de son origine, au niveau de sa bifurcation, se trouve obstruée par un bouchon constitué par une partie centrale, ferme, villeuse, et une partie fibrineuse. Ce bouchon est à cheval sur un éperon de division de l'artère, il est long de deux millimètres, se prolonge dans les branches de division en prenant une coloration noire.

La troisième circonvolution frontale est ferme, peu altérée, si toutefois elle l'est. Le noyau extra-ventriculaire est légèrement ramolli dans sa moitié supérieure ; il est un peu coloré. La capsule externe paraît être ramollie seulement au point où disparaît le noyau intraventriculaire du corps strié.

Le reste du cerveau est simplement injecté.

Le cœur paraît normal. On remarque cependant un léger

retrait aux valvules sigmoïdes de l'aorte. La mitrale offre quelques points d'injection avec léger dépoli. Très vraisemblablement c'est une végétation formée en ce point qui aura obstrué l'artère sylvienne.

La partie droite du scrotum présente le volume d'un œuf d'oie. A l'incision des enveloppes s'écoule un liquide lactescent (un demi-verre environ) renfermé dans une poche qui paraît être la tunique vaginale. Sur cette tunique il existe une petite plaque indurée et une végétation du volume d'un grain de millet.

Les poumons sont adhérents, pigmentés et fortement congestionnés. Le poumon gauche est induré, rétracté ; son lobe inférieur est circonscrit par d'épaisses fausses membranes. Les bronches sont dilatées, surtout à leurs extrémités. A l'incision, le parenchyme se présente avec les caractères d'une feuille en destruction, ne laissant plus voir que le tissu aréolaire. Le poumon droit présente la même altération dans le lobe inférieur. Les bronches sont dilatées dans leur partie inférieure. On constate de la pneumonie lobulaire à la partie inférieure du lobe supérieur. Pas d'œdème du poumon.

Foie normal. Rate petite.

Les reins sont un peu diminués de volume, ils présentent un léger degré de néphrite interstitielle.

OBSERVATION V

Extraite de l'Atlas d'Anatomie Pathologique de M. Lancereaux
Obs. 145e. Planche 21, fig. 3 et 3'.

Endocartite verruqueuse. Embolie sylvienne droite. Cancer primitif du foie et secondaire de la plèvre.

L...., femme P...., 53 ans, lingère, entre à l'Hôtel-Dieu, salle Saint-Antoine, n° 2, dans le service de M. Parrot, le 14 novembre 1863.

Femme forte, grande, bien constituée. Impossible d'avoir aucun renseignement. Les personnes qui l'accompagnent racontent que, il y a quinze jours, elle a été prise d'un point de côté, et que le médecin appelé, ayant soupçonné une pleurésie, ordonna une application de sangsues. Elle se trouvait mieux, lorsque dans la nuit du 8 au 9 novembre, elle fut frappée d'apoplexie.

Le matin du 9 novembre on la trouva sans connaissance et paralysée de tout le côté gauche. Cet état persista jusqu'au 14 novembre. Il paraît qu'il s'est peu modifié, puisque la malade ne reprend pas connaissance complétement.

Une application de vingt sangsues est faite à la nuque, et peu de temps après, la malade reprend assez bien connaissance, au dire de la religieuse.

15 nov. au matin, état suivant : La malade est étendue sur le dos, la tête inclinée à gauche, paraît somnolente ; néanmoins lorsqu'on l'excite, elle répond aux questions par oui et non seulement ; la parole est donc conservée. Les pupilles sont fixes, égales, un peu contractées ; la vue paraît affaiblie, sinon perdue du côté gauche, car la malade ne contracte pas les paupières comme de l'autre côté, à l'approche d'un corps étranger. De ce même côté paralysie flasque de la face et des membres. Sensibilité en partie conservée. Il semble qu'il existe un peu de raideur dans le bras quand on veut le mettre dans l'extension complète. Urines involontaires. Pouls fréquent : 100-110. Une nouvelle application de vingt sangsues est prescrite. Lavement purgatif.

Dans l'après-midi, somnolence puis coma.

Mort vers minuit.

Autopsie le 17 novembre.

Aspect extérieur, rien à noter.

A l'ouverture du corps : couche de graisse de plusieurs centimètres d'épaisseur au-dessous de la peau. Sous le péritoine et dans le mésentère, grande quantité de graisse. La vessie contient un peu d'urine. Utérus et trompes adhérentes aux organes voisins. Tube digestif intact. Beaucoup de graisse au voisinage de ces organes.

Reins de volume normal, n'offrant de particulier que la présence de petits infarctus jaunâtres, sous forme de cônes à base périphérique, ayant pour siége la substance corticale. Ils sont circonscrits par un liseré rougeâtre, présentant le volume d'une lentille, quelques uns sont encore rouges.

Cœur. Volume normal, dépôt de graisse abondant à la base et à la surface antérieure. Rien dans les cavités droites si ce n'est une dilatation légère, et un faible épaississement de la valvule tricuspide à son bord libre. Le tronc de l'artère pulmonaire n'a rien d'anormal. A gauche, valvule mitrale épaissie à son bord libre. Opacité et léger épaississement de l'endocarde à la base des valvules sigmoïdes de l'aorte. Celles-ci sont légèrement épaissies à leur bord adhérent, semblent assez intactes dans le reste de leur étendue, excepté un peu au-dessous du tubercule d'Arantius où l'on constate l'existence sur deux valvules de *productions qui ont près de 1 cent. de haut et qui sont formées par l'accumulation de petites papilles agglomérées.* Cette altération n'existe pas sur la troisième valvule ou on n'en constate que des traces.

Rien de particulier dans l'aorte, si ce n'est quelques plaques un peu jaunâtres non saillantes vers la base de ce vaisseau. Le tissu du cœur est mou, jaunâtre.

Foie très peu volumineux, n'atteint pas le rebord costal; régulièrement conformé. On aperçoit à sa surface qui est d'un jaune assez uniforme, piqueté de rouge, plusieurs mamelons cancéreux, déprimés en godet; on en compte cinq à six sur chaque lobe; ils ont en général le volume d'un marron. La vésicule biliaire adhère au colon, mais ne communique pas avec lui. Les parois de la vésicule sont envahies par le cancer, et il y a trois ou quatre calculs dans son intérieur. Plusieurs ganglions sur le trajet des vaisseaux du foie sont atteints de cancer.

Estomac intact.

Poumons remarquables par de petits dépôts blanchâtres très peu épais, paraissant avoir pour siège la plèvre ; ces dépôts paraissent déprimés à leur centre ; leur surface offre des taches de matière colorante jaunâtre et d'autres petites taches rouges qui paraissent n'être que le premier degré des précédentes. Base des poumons œdématiée. Dans les artères pulmonaires se rencontrent, tout près de la division du tronc, des coagulations fibrineuses la plupart très adhérentes à l'aide de cordons fibreux. Les parois de l'artère sont parsemées de plaques jaunâtres athéromateuses.

Cerveau. — L'artère sylvienne droite, tout près de son origine, est solide et blanchâtre ; les branches qui en partent sont dures. L'artère étant ouverte, les parois sont intactes. La lumière du vaisseau est obstruée par un bouchon jaune, ferme, sans globules, dans lequel on constate la présence de *papilles identiques à celles des valvules aortiques.* Ce caillot jaune est prolongé à sa partie périphérique par un caillot noirâtre, sanguin, long de 12^{mm}. Les parois artérielles adhèrent un peu au caillot, seulement près de la portion voisine de la carotide. Le reste des artères est parfaitement intact. Les deux communicantes sont très larges, et les artères cérébrales postérieures paraissent alimentées surtout par les carotides. Lorsqu'on suit l'artère dans la scissure de Sylvius, on constate un ramollissement déjà prononcé du lobe sphénoïdal. La partie postérieure du lobe antérieur est également ramollie. Au pourtour du ramollissement existe une vascularisation très prononcée, tellement prononcée sur quelques points qu'elle forme des plaques d'un rouge uniforme.

Une coupe transversale au niveau de la face supérieure du corps strié permet de constater que le ramollissement occupe tout le centre ovale en dehors du corps strié, la moitié postérieure du lobe antérieur et un peu plus de la moitié antérieure du lobe postérieur, le corps strié et un peu plus de la moitié externe de la couche optique. Ce ramollissement est rosé. Le corps strié est très injecté et l'injection est surtout manifeste au pourtour du ramollissement. Toutes ces lésions siègent du côté droit. Pointillé très abondant au niveau de la corne postérieure où la substance est restée ferme.

Injection de l'hémisphère du côté gauche, de consistance normale d'ailleurs.

Examen microscopique. — Dans les papilles des valvules et du bouchon obturant la sylvienne, les éléments du tissu conjonctif se constatent quoique difficilement (état de régression). Le bouchon est constitué des mêmes éléments que les végétations papillaires des valvules sigmoïdes de l'aorte.

Observation VI

(Extraite des *Bulletins de la Société anatomique*. Publiée par M. Ch. Rémy
1877, p. 275)

Endocardite verruqueuse des valvules mitrale et tricuspide.

Picot, Jean-Joseph, marchand des quatre saisons, âgé de 62 ans, entre le 22 mars 1877, salle Saint-Antoine, à l'hôpital Temporaire, service de M. Rigal.

Il s'accuse de boire. Il a eu fréquemment des rhumes à cause de sa profession, il n'a pas d'autres antécédents, à part quelques traumatismes. Sa maladie date du commencement de février 1877 ; depuis six semaines environ, il était essoufflé, mais c'est depuis huit jours seulement qu'il a dû renoncer au travail.

État actuel. — Embonpoint modéré, pâleur des téguments avec cyanose légère des extrémités et des lèvres, œdème des deux malléoles, de la partie postérieure des cuisses et de la paroi abdominale. Dyspnée excessive; inspiration rude aux deux sommets des poumons en avant; respiration soufflante du haut en bas, en arrière, avec mélange de râles sous-crépitants. Pointe du cœur dans le cinquième espace intercostal sur la ligne mamelonnaire. Matité transversale commençant sur le bord du sternum. Souffle systolique rude dans le quatrième espace intercostal gauche, en dedans du mamelon. Le système artériel tout entier est atteint d'athérôme. Anorexie. Albuminurie,

Foie mesurant seize centimètres sur la ligne axillaire. Teinte ictérique légère des sclérotiques, douleur à la pression du foie.

Le 26 mai. — La congestion pulmonaire augmente, la dyspnée est plus marquée, les extrémiés sont cyanosées. Diminution de la sonorité à la base du poumon droit, les râles sibilants et sous-crépitants augmentent de nombre.

Le 27 mai. — Cet homme tombe dans un état d'asphyxie plus marquée, il est tout à fait adynamique et succombe.

Autopsie le 28 mai. — Les plèvres non enflammées contiennent un peu de liquide séreux, citrin (hydrothorax) surtout du côté droit. Toute la hauteur du poumon droit est congestionnée, rouge brique, mais il crépite, n'est pas friable et laisse écouler un liquide rouge spumeux. Au sommet du poumon, existe un petit noyau calcaire, enkysté, du volume d'une amande. Le poumon gauche présente quelques adhérences filamenteuses; il est rouge brique, crépitant, non friable, laisse écouler un liquide sanglant.

Le cœur est hypertrophié par ses deux ventricules, les deux oreillettes sont remplies de caillots noirâtres, elles sont élargies. Dans le ventricule gauche on observe sur la face auriculaire de la valve droite de la valvule mitrale, une végétation longue d'un centimètre, qui, insérée près du bord libre, se porte vers l'oreillette. Cette végétation, blanche à son insertion, est le point de départ d'un caillot noir qui lui adhère. Lorsqu'on détache cette végétation, on constate qu'elle entraîne avec elle une portion d'endocarde et cause une ulcération superficielle lenticulaire. Les sigmoïdes aortiques sont intactes; l'aorte est athéromateuse. Le ventricule droit présente sur la valve interne de la valvule tricuspide une végétation dont l'insertion, la couleur et la direction sont analogues à la végétation du cœur gauche, mais elle est plus grosse, présente un centimètre de diamètre et près de trois de longueur.

La rate présente l'épaississement de sa capsule.

Le foie volumineux, congestionné, ferme et dur à la coupe, a sa capsule épaissie et paraît avoir une surface granuleuse. Il existe de nombreux calculs dans la vésicule biliaire.

Reins intacts mais congestionnés.

Examen microscopique. — 1° Les fibres musculaires de cet homme présentent une altération : l'enveloppe propre à chaque fibre offre des noyaux fusiformes allongés, formés par un amas de granulations très-fines et jaunâtres. 2° Des amas de cellules embryonnaires groupés à la périphérie de la capsule fibreuse de Glisson, indiquent un état inflammatoire chronique très-léger des tissus fibreux du foie.

Cette observation empruntée aux bulletins de la Société anatomique y a été présentée sous le titre d'endocardite végétante des valvules mitrale et tricuspide. Nous nous sommes permis de l'intituler endocardite verruqueuse, parce qu'elle nous paraît devoir être reportée à cette affection. Le sujet en effet, outre une rétraction de l'aponévrose palmaire, qui est ici sans intérêt, présente un âge avancé, de l'intoxication alcoolique, manque d'antécédents rhumatismaux et autres. L'endocardite qui se révèle pendant sa vie par un bruit de souffle à la pointe, ne peut être rapportée aux causes d'endocardite les plus fréquentes. A l'autopsie on découvre deux végétations organisées, non vasculaires, développées sur les valvules tricuspide et mitrale rendues ainsi insuffisantes. Ce sont là les caractères de l'endocardite verruqueuse.

Observation VII (inédite).

Communiquée par M. Lancereaux.

Endocardite verruqueuse. Embolie de l'artère axillaire gauche.
Hémiplégie droite.

Guers..., femme de 80 ans, entre à l'hôpital le 7 juin. Placée d'abord dans un service de chirurgie pour une fracture du col du fémur et de fortes contusions qu'elle s'était faites en tombant, elle fut envoyée ensuite dans une salle de médecine, service de M. Marotte. On constata l'existence d'une hémiplégie sur tout le côté droit du corps, la fréquence du pouls à droite, l'impossibilité presque absolue de le sentir à gauche.

État de la malade le 11 juin. Femme bien constituée, non amaigrie ; face et conjonctives injectées ; bord des paupières un peu enflammé et couvert de chassie ; pupilles régulières, légèrement contractées ; narines pulvérulentes ; bouche déviée à gauche ; paralysie à peu près complète de la jambe et du bras droits ; sensibilité conservée partout ; parole impossible. La température du bras droit paraît plus élevée que celle du gauche. Les extrémités des doigts sont violacées, la main est froide ; l'artère radiale gauche est à peine appréciable. A droite, le pouls radial est large, très légèrement irrégulier ; l'artère fémorale paraît battre un peu moins fortement à droite. Diarrhée, perte involontaire de l'urine et des matières fécales. Somnolence, coma léger. La veille l'intelligence était assez nette. Respiration stertoreuse ; mort dans la soirée.

Autopsie. — Rien à noter sur l'aspect extérieur. Méninges normales. L'artère sylvienne gauche est presque complètement oblitérée par un corps jaunâtre, fibroïde, adhérent aux parois d'un côté, disposition qui lui permet de boucher le vaisseau à la manière d'une soupape lorsque le courant sanguin vient à le elever. Le cerveau présente du ramollissement rouge à gauche.

Dans l'artère axillaire gauche, à sa terminaison, existe un coagulum de 5 cm. environ; brunâtre et dense dans toute la portion terminale, il est jaunâtre, arrondi, présente des stratifications à son extrémité supérieure à laquelle est adapté un prolongement très-petit. En incisant le noyau supérieur, on trouve au milieu de la fibrine, qui le constitue en grande partie, des concrétions molles en assez grand nombre. La paroi artérielle est épaissie à ce niveau, elle paraît rougeâtre, comme un peu injectée. A l'examen de la tunique interne, des granulations en grande abondance se rencontrent dans des espaces fusiformes qui ne sont autre chose évidemment que des corpuscules du tissu conjonctif.

Le cœur paraît sain à un examen superficiel. Un examen plus attentif fait découvrir sur les piliers et les cordons tendineux de la valvule mitrale, *trois à cinq petites concrétions du volume d'une lentille, angulaires, peu adhérentes.*

Les poumons sont sains, ainsi que le foie et les reins.

La rate présente un infarctus volumineux à l'une de ses extrémités.

Au microscope, l'examen rapide d'une portion de substance cérébrale ne révèle rien de spécial. Quelques capillaires cependant sont altérés : il y en a un notamment qui offre une dilatation considérable, évidemment en rapport avec la perte de l'élasticité et l'altération de la paroi correspondante.

Observation VIII (inédite).

Communiquée par M. Lancereaux.

Endocardite verruqueuse. Paraplégie. Altération des voies urinaires.

Autopsie. — Voies urinaires. Les bassinets et les calices offrent les signes d'une inflammation chronique, de même que la vessie et les uretères. La dilatation est plus considérable dans le rein gauche où se rencontrent de petits graviers miliaires. Sugillations ecchymotiques, injection des calices.

Le rein gauche est plus gros que le droit, il est d'un volume un peu exagéré. Injection de sa surface très prononcée par places. A ce même niveau, ou mieux, au pourtour des plaques d'injection, se voient quelques petits abcès et un grand nombre de petites saillies miliaires ou lenticulaires, blanchâtres, tranchant par leur couleur sur celle du tissu rénal. Celui-ci, dont la surface de section est assez uniforme, offre une injection très prononcée au pourtour des pyramides de Malpighi. Les colonnes de Bertin sont d'un jaune uniforme, comme lardacées, avec quelques points plus foncés, d'une consistance ferme et résistante.

Le rein droit offre des altérations à peu près identiques. Couche graisseuse très épaisse au pourtour de ces organes ; adhérence de cette couche avec la capsule rénale, telle qu'on ne peut l'enlever sans cette tunique fibreuse.

La rate, le foie n'offrent rien de particulier.

Les poumons ont contracté des adhérences anciennes avec les parois correspondantes ; il est difficile de les extraire du thorax. Léger œdème hypostatique.

Le cœur est couvert de graisse sur le trajet des vaisseaux coronaires, son volume est à peu près normal, toutefois le ventricule gauche semble un peu dilaté. Caillots fibrineux récents à droite ; ces caillots se prolongent dans l'artère pulmonaire.

Les valvules sont saines. Cependant *sur l'une des sigmoïdes aortiques se trouve attaché par son sommet, à l'aide d'un pédicule excessivement mince et ténu, un petit corps ayant la forme d'un prisme triangulaire.* Ce petit corps de la grosseur d'un pois environ s'est détaché sous la moindre traction qu'on a exercée sur lui, en sorte que le courant sanguin ne devait avoir aucune difficulté à l'emporter un jour ou l'autre.

Légère dilatation de la crosse aortique. Plaques jaunâtres disséminées à sa surface interne.

Sous l'arcade crurale gauche, à la partie inférieure de la veine iliaque externe, et dans la veine fémorale existe un caillot fibrineux, cylindrique, très lisse à sa surface ; il se termine en haut sous forme d'un cône, du sommet duquel part un prolongement fibrineux un peu rubané et très mince, de formation plus récente en apparence. Le prolongement se continue jusqu'à l'iliaque primitive où il se termine par un petit caillot noir. Au niveau de la veine fémorale profonde, le caillot blanc jaunâtre et complètement fibrineux est en partie noirâtre et renferme quelques globules ; il envoie des prolongements dans les veines adjacentes et se continue dans la poplitée. La veine n'est pas sensiblement altérée à son niveau ; sa couleur paraît toutefois un peu plus jaunâtre au-dessous de l'arcade ; l'adhérence contractée avec le vaisseau est presque nulle et très facile à rompre sans déchirure pour le caillot. Dans le caillot veineux on trouve au centre en un point un peu ramolli, des granulations nombreuses, des globules blancs et de la fibrine amorphe granuleuse ; vers le centre il y a moins de granulations ; à l'extérieur on peut enlever un long ruban fibrineux formant comme une tunique au caillot, et certainement déposé en dernier lieu.

La moelle ne paraît pas altérée à l'extérieur. En faisant une coupe médiane et longitudinale on trouve qu'elle est un peu injectée et assez molle, plus particulièrement au niveau de la région dorsale inférieure et lombaire. L'examen microscopique ne révèle pas de lésions bien évidentes.

III

Dans les observations qui précèdent, il faut noter les lésions de l'endocarde et les lésions des organes éloignés.

Les dernières doivent elles-mêmes être rangées en deux catégories : 1° celles qui sont liées aux altérations de l'en-docarde ; ce sont les infarctus ; 2° celles qui y sont étrangères, tout au moins à un examen superficiel (nous examinerons dans le chapitre de l'Étiologie s'il n'y a pas un lien qui les réunit).

Les infarctus, nous les voyons manquer si rarement que nous pouvons les regarder comme constants ; ils ne man-quent, en effet, que dans deux de nos observations. Cependant l'on n'attend pas que nous les décrivions lon-guement ; leur histoire a été élucidée d'une façon qui ne laisse rien à désirer par les remarquables travaux de Vir-chow. Nous nous bornerons à signaler leur existence, mais nous noterons les caractères anatomiques des corps mi-grateurs qui les ont produits.

Quant aux lésions de l'endocarde, elles méritent une description minutieuse. Ces lésions consistent en végéta-tions ayant la forme soit de villosités analogues à celles de l'intestin ou aux papilles linguales, soit de verrucosités plus ou moins développées.

Leur volume est variable ainsi que leur forme ; ce sont ces deux caractères qui leur ont valu de la part de M. Lancereaux tantôt le nom de végétations villeuses, tantôt celui de végétations verruqueuses. Les plus petites d'entre elles échappent souvent à un examen superficiel, ne formant que des rugosités à peine appréciables à la surface de l'endocarde. Plus grandes, elles se montrent sous forme de granulations miliaires arrondies ou ovoïdes, sessiles ou pédiculées ; leur volume peut aller jusqu'à celui d'un grain de blé, d'un pois et même d'un haricot.

Leur forme est liée jusqu'à un certain point à leur volume. Les plus petites sont globuleuses, à surface lisse, polie ; arrivées à un développement plus considérable, elles sont souvent aplaties, plus ou moins irrégulières, à surface mamelonnée, ressemblant à de petites fraises, imitant les verrues, les crêtes de coq. Il n'est pas rare de voir se déposer à leur surface de la fibrine qui affecte quelquefois la forme de houppes élégantes, ou constitue des prolongements divers qui changent notablement l'aspect présenté par les végétations. Il convient de se souvenir que ces dépôts fibrineux ne sont pas aussi fermes que les excroissances de l'endocarde, et se détachent sans mettre à nu une surface ulcérée.

Le siège des végétations est particulièrement à noter : Le plus fréquemment, elles se développent sur l'endocarde valvulaire, par exception seulement sur l'endocarde pariétal. Toutes les valvules peuvent en être atteintes, mais ce sont principalement celles du cœur gauche qui sont frappées. M. Lancereaux les a surtout observées sur les valvules aortiques. Sur la face ventriculaire de ces valvules,

on constate assez souvent au voisinage des nodules d'A-
rantius de fines saillies allongées, analogues aux papilles
de la langue, disposées par petits groupes sur la ligne
proéminente qui s'étend de chaque côté de ces nodules ;
d'autres fois ce sont des excroissances en forme de grappe
de raisin. Un exemple très joli de cette dernière sorte de
végétations se trouve figuré dans l'atlas d'Anatomie pathologique de M. Lancereaux, pl. 22, fig. 5. Il se rapporte à notre
observation I. Elles affectent aussi la valvule mitrale, dont
elles occupent la face auriculaire : cinq de nos observations
en sont des exemples. La valvule tricuspide est atteinte
exceptionnellement.

La consistance des végétations est assez grande : celles-ci
sont fermes, assez difficiles à écraser, mais faciles à arracher.
Il suffit quelquefois de passer sur elles le manche du
scalpel pour les détacher de l'endocarde, caractère important, constituant pour ainsi dire tout le danger de ces végétations. En effet, l'on comprend que le courant sanguin,
dans lequel elles baignent constamment, les entraîne à un
moment donné dans un organe éloigné, où elles produisent
des désordres en rapport avec leur volume et l'importance
physiologique de l'organe qui se trouve subitement privé
du liquide nourricier. Ceci n'est nullement une vue de
l'esprit, car l'autopsie fait découvrir d'une part, à la surface de l'endocarde, une surface grenue, inégale, irrégu-
lière, recouverte d'un léger dépôt fibrineux, qui semble
résulter du décollement d'une végétation ; d'autre part dans
les viscères un ou plusieurs infarctus, et quelquefois les
embolies qui les ont produits, avec les caractères des végétations décrites plus haut. La chose est plus frappante

encore si l'embolus ressemble aux végétations qui se trouvent dans le cœur au moment de la nécropsie, comme c'est le cas dans quelques-unes de nos observations. Il devient alors évident que la surface dépolie de la paroi cardiaque a été le point d'implantation d'une végétation qui n'est autre que l'embolus trouvé.

L'examen microscopique de ces excroissances a été fait par M. Lancereaux, et voici quelle est, d'après lui, leur structure. Elles sont formées au centre d'un tissu amorphe, hyalin, et recouvertes à l'extérieur de cellules les unes arrondies, les autres fusiformes. Au-dessous des végétations, l'endocarde est à peine épaissi, les valvules sont souples, suffisantes en général. Abstraction faite des productions nouvelles, leur forme est normale, et leur fonctionnement ne peut être que régulier. Les lésions sont donc toutes superficielles et reconnaissent pour origine une prolifération des cellules de la couche sous-épithéliale en des points limités ; ces points semblent pouvoir être précisés, et nous verrons plus loin quels ils sont.

Les vaisseaux manquent dans les végétations de même que dans la couche de cellules aplaties qui les produit. A ce point de vue, elles diffèrent manifestement des papilles et des villosités muqueuses ; par contre elles peuvent être rapprochées des excroissances villeuses et verruqueuses que l'on observe à la surface des séreuses. Longtemps du reste, on a considéré l'endocarde comme une membrane de ce genre, et si aujourd'hui les travaux récents des anatomistes défendent une pareille assimilation, il n'en est pas moins remarquable que les productions de l'endocardite villeuse et verruqueuse présentent les caractères des productions de la synovite, de la vaginalite, etc. et surtout de l'arachnoïdite villeuses et verruqueuses, lesquelles (autre point de ressemblance) se produisent dans des conditions étiologiques analogues.

En comparant maintenant les lésions de l'endocardite villeuse et verruqueuse aux excroissances décrites par les auteurs sous le nom de végétations verruqueuses, il est aisé de voir qu'elles ne peuvent pas être rapportées au même état morbide. Ces dernières caractérisent l'endocardite scléreuse ou rhumatismale. En effet, d'après les descriptions et les observations, on voit qu'il s'agit de végétations affectant la forme de guirlandes disposées le long des bords valvulaires et affectant la totalité ou presque totalité de ces bords. M. le professeur Ball (1) en a figuré un bel exemple dans sa thèse d'agrégation. A la simple inspection, il est vrai, le siège paraît être le même, il ne semble y avoir qu'une différence d'étendue : l'une et l'autre espèce occupent les bords valvulaires et la face des valvules tournées contre le courant sanguin ; mais si la situation géographique est la même, la situation géologique (qu'on me passe ces expressions) ne l'est nullement. Les productions de l'endocardite verruqueuse sont superficielles, et au-dessous d'elles les valvules sont normales ou peu s'en faut ; au contraire les végétations de l'endocardite scléreuse sont accompagnées de lésions profondes des valvules : celles-ci sont épaissies, rigides, insuffisantes, ratatinées, rétrécissent les orifices. Dans la première les végétations sont tout, dans la seconde elles sont accessoires. En outre, tandis que

1. Thèse d'agrégation de Paris. 1866. Du Rhumatisme viscéral.

l'endocardite verruquense affecte plus spécialement les valvules aortiques, l'endocardite rhumatismale a une prédilection marquée pour la mitrale.

Une autre endocardite donne lieu à des végétations de la membrane interne du cœur; mais il suffit de la nommer pour comprendre que ces végétations ne peuvent pas être confondues avec celles de l'endocardite verruqueuse : c'est l'endocardite végétante ulcéreuse. Ici l'on se trouve en présence de végétations volumineuses, affectant la forme de framboises, de crête de coq, de condylomes ; elles sont molles, friables, composées d'un tissu de nouvelle formamation très peu résistant ; aussi leur surface est ulcérée. En quelques points l'endocarde s'est ramolli, et il en est résulté des anévrysmes et des perforations. Les viscères sont criblés d'infarctus et de foyers gangréneux. Il va sans dire que ces désordres, qui se produisent le plus souvent avec une grande rapidité, donnent lieu à un ensemble de symptômes, qui ne laissent pas de doute sur la nature de l'affection ; après la mort comme pendant la vie, le diagnostic d'endocardite végétante ulcéreuse ou d'endocardite gangréneuse s'impose au médecin.

Comment se développent les végétions verruqueuses ?

Laënnec (1) après avoir décrit ces végétations, dit :
« Il me paraît en conséquence indubitable que ces végéta-
« tions ne sont autre chose que de petites concrétions po-
« lypiformes ou fibrineuses, qui, formées sur les parois

____

1. Laënnec. *Traité de l'auscult. médiate*. Tom. III, p. 328, IV° édit.

« des valvules et des oreillettes à l'occasion de quelque
« trouble dans la circulation, s'organisent par un travail
« d'absorption et de nutrition analogue à celui qui conver-
« tit les fausses membranes albumineuses en membranes
« accidentelles ou en tissu cellulaire... Il me semble que
« d'après la position même des végétations verruqueuses
« sur les bords des valvules et le long des tendons des pi-
« liers, il y a une sorte d'analogie entre elles et les cris-
« tallisations qui se forment le long de fils ou de ra-
« meaux tendus dans une liqueur chargée d'une solution
« saline. »

Bouillaud (1) ne conteste pas que la fibrine déposée sur
les valvules ne puisse s'organiser en végétations, il
affirme même que dans l'endocardite il y a formation de
concrétions fibrineuses organisables. Mais ce qui, selon lui,
produit les végétations, c'est la matière pseudo-membraneuse
sécrétée par l'endocarde enflammé, laquelle n'étant qu'une
« modification de la fibrine », se dépose en masses arrondies et s'organise. « Cette doctrine, dit-il, est légitime car
des végétations tout à fait semblables à celles de la membrane séreuse de l'intérieur du même organe, se déposent
sur la surface extérieure du cœur, comme aussi à la surface de la plèvre et du péritoine dans les cas d'inflammation pseudo-membraneuse chronique de ces membranes.
Or dans ces cas, on ne saurait attribuer à l'organisa-
tion de concrétions polypiformes les végétations observées. »

1, Bouillaud. *Traité cliniq. des mal. du cœur.* II édit. t. II, p.
312.

Kreysig (1) et Berlin (2) écrivent dans le même sens que Bouilláud.

Il semble que les auteurs ont souvent confondu concrétions sanguines, fausses membranes, végétations, et de fait il est souvent difficile de distinguer les dépôts fibrineux des excroissances de l'endocarde, dont ils ont quelquefois la consistance et l'aspect, et dont ils paraissent avoir la structure. Aujourd'hui le microscope ne permet plus ces erreurs. D'un autre côté, la plupart des auteurs, prétend Luschka (3), ont parlé de l'endocardite d'après des vues théoriques, plutôt que d'après des observations, et ont dit de l'endocardite ce qu'ils savaient de la péricardite.

Les végétations verruqueuses sont considérées aujourd'hui comme le résultat de la prolifération du tissu conjonctif qui entre dans la structure de l'endocarde. Cornil et Ranvier (4) enseignent que c'est la couche de cellules aplaties qui prolifère, et que un certain nombre des éléments cellulaires qui forment les végétations viennent peut-être des globules blancs du sang sortis des capillaires de l'endocarde.

S'il faut en croire Luschka l'inflammation et la prolifération cellulaire peuvent se produire uniquement dans la couche conjonctive et la partie la plus externe de la couche élastique, seules parties de l'endocarde qui contiennent des vaisseaux sanguins. De fait, les valvules sont lésées

1. Kreysig : *Die Krankheiten des Herzens.*
2. Berlin : *Traité des maladies du cœur et des gros vaisseaux.*
3. Luschka : *Archives de Virchow.* T. IV : 2, p. 183.
4. Cornil et Ranvier. *Manuel d'Histol. path.* 1re édit. p. 521.

dans toute leur épaisseur, pour peu que l'altération soit ancienne. En tout cas, les végétations une fois formées, il se produit à leur surface des dépôts fibrineux plus ou moins abondants qui augmentent leur volume et accentuent leur ressemblance avec les verrues de la surface cutanée. Toujours, dans l'endocardite rhumatismale, les végétations affectent la disposition que j'ai indiquée plus haut, la forme de guirlandes.

L'endocardite villeuse et verruqueuse produit ses lésions en des points spéciaux, limités, déjà indiqués par Lambl (1), et toujours différentes des précédentes. En 1856, cet auteur montra qu'il se rencontre fréquemment à la surface de l'endocarde des villosités très-fines, surtout visibles sous l'eau, tantôt simples, tantôt multiples et réunies en bouquets portés sur des pédicules. Ces villosités se trouvent surtout à côté des tubercules d'Arantius, sur la face ventriculaire des valvules sigmoïdes, plus rarement sur les portions de l'endocarde qui tapisse les cavités. Luschka (2), quelques mois après, en donna également la description et les figura. Ces deux savants ne trouvent pas de signification pathologique à l'apparition de ces excroissances papillaires, mais ils notent qu'elles se montrent sous l'influence de l'âge et ils indiquent la possibilité de leur chute et de leur transport dans les viscères par le courant sanguin. Il est remarquable que l'endocardite villeuse et verruqueuse se développe dans les mêmes conditions d'âge et donne lieu à des végétations qui, à part le volume, pré-

1. Lambl. *Wiener mediz. Wochenschrift* 1856, n° 16.
2. Luschka. *Archives für physiolog. Heilkunde* 1856, t. XV, p. 537.

sentent tous les caractères des excroissances papillaires décrites par les professeurs de Tubingue et de Prague. Nous trouvons par conséquent logique de penser que les premières ne sont autres que les secondes arrivées à un développement plus considérable. En raison même de ce développement et de la faible adhérence des végétations, le danger devient manifeste, et l'on ne peut refuser le nom de maladie à l'état dans lequel se trouve le porteur de ces lésions.

IV

ÉTIOLOGIE

L'étiologie de l'endocardite villeuse et verruqueuse est assez obscure. Ne pouvant donc assigner à cette maladie la cause déterminante d'une manière bien positive, nous allons indiquer les conditions dans lesquelles elle se développe, et voir ensuite, après l'analyse raisonnée des faits, si ces conditions ne peuvent pas être considérées elles-mêmes comme productrices ou causales.

Tous les sujets de nos observations sont des individus âgés : le plus jeune a 43 ans, les autres ont 53, 54, 57, 62, 80 ans. Les personne âgées sont donc manifestement prédisposées à la maladie ; il n'y a pas d'exemple d'endocardite villeuse ou verruqueuse chez les enfants. C'est également chez des sujets vieux que Lambl et Luschka ont observé les excroissances papillaires de l'endocarde ; ces auteurs les ont notées le plus souvent entre 50 et 60 ans, et en outre ils ont fait la remarque que ces excroissances étaient d'autant plus volumineuses en général que ceux qui en étaient porteurs, présentaient un âge plus avancé. Or ces lésions, que dénotent-elles sinon une endocardite villeuse ?

Voici encore ce que dit Durand Fardel (1).

« Les tubercules d'Arantius sont assez fréquemment

1. Durand Fardel, Traité cliniq. et pratiq. des maladies des vieillards, 1854 p. 671.

« chez les vieillards le siége de végétations ou productions
« cartilagineuses ou blanchâtres, irrégulières, quelquefois
« flottantes. M. Bizot, qui a examiné avec soin sous ce
« rapport les valvules aortiques de 157 individus, a trouvé
« sur 36 de 1 à 15 ans : 0 cas de lésions de ces tuber-
« cules, sur 92 de 16 à 59 ans, 17 cas de lésions de ces
« tubercules, sur 29 de 60 à 89 ans, 18 cas de lésions de
« ces tubercules.

« Nous avons noté l'état du cœur à l'auscultation dans
« 3 cas où existaient de semblables productions. Nous n'a-
« vons rien noté qui pût leur être rapporté ; il ne paraît
« pas du reste qu'elles puissent agir autrement que par les
« simples épaississements que nous avons constatés, c'est-
« à-dire en diminuant un peu la souplesse et la légèreté
« des appareils valvulaires. »

Il n'est pas douteux pour nous que cet extrait ne vise l'endocardite verruqueuse, et comme précédemment, l'âge avancé
est indiqué comme une cause prédisposante de cette maladie.

Nous notons 5 fois l'endocardite chez des hommes et
3 fois chez des femmes ; l'influence du sexe semble donc
être nulle. Tous sont de la classe ouvrière, parce qu'elle
seule fréquente les hôpitaux.

Plusieurs sujets de nos observations présentèrent durant
la vie des symptômes d'alcoolisme chronique, et à l'autopsie diverses lésions, telles que cirrhose hépatique, gastrite
alcoolique, etc., sur l'origine desquelles il n'y a pas de
doute à conserver. Les lésions viscérales étant accompagnées
d'endocardite villeuse ou verruqueuse, n'est-il pas naturel
de se demander si elles ne tiennent pas toutes à une même
cause commune, l'intoxication alcoolique ?

Il y a longtemps déjà que M. Lancereaux (1) a émis cette opinion. Voici en effet ce qu'il écrivait en 1865 dans son remarquable article alcoolisme du *Dictionnaire encyclopédique des sciences médicales*. « Quant aux lésions
« valvulaires, leur étude au point de vue de l'alcoolisme,
« n'a pas encore été faite que nous sachions ; cependant
« il n'est pas rare de les rencontrer chez des individus in-
« toxiqués par les liqueurs fortes et sans antécédents rhu-
« matismaux. Nous croyons devoir mentionner ici le mode
« anatomique le plus souvent observé. Dans plusieurs cas
« soumis à notre examen, les valvules aortiques présen-
« taient un peu au-dessous du tubercule d'Aranzi un léger
« épaississement blanchâtre ou grisâtre, qui allait rarement
« jusqu'à rétrécir ou rendre insuffisant l'orifice correspon-
« dant. A l'œil nu, mais surtout à l'inspection microsco-
« pique, il était facile de reconnaître en ce point l'existence
« d'une production nouvelle, sous forme de prolongements
« conoïdes, papillaires ou disposés en rosaces et formés de
« substance conjonctive revêtue d'un épithélium plus ou
« moins altéré. Toute superficielle d'abord, cette lésion par
« la suite devient plus profonde et plus étendue, mais sans
« atteindre en général l'anneau fibreux qui circonscrit l'ori-
« fice, particularité qui la distingue de l'endocardite val-
« vulaire rhumatismale, laquelle intéressant tout à la fois
« l'anneau sur lequel se trouvent implantées les valvules, et
« les valvules elles-mêmes, produit en général des résultats
« plus fâcheux. L'occasion de constater l'altération de la

(1) *Dictionnaire encyclopédique des sciences médicales*. Article Alcoolisme, page 616.

« valvule mitrale est beaucoup moins fréquente ; les lésions
« de l'orifice du cœur droit sont plus rares encore, dans
« quelques cas seulement la tricuspide nous a paru être
« sur plusieurs des points voisins de son bord libre in-
« jectée et épaissie. »

« Jamais les altérations cardiaques en question ne sont
« isolées, toujours elles coïncident avec quelque autre
« lésion dont l'origine alcoolique ne saurait être contes-
« tée »..... « Les symptômes n'ayant rien de particulier,
« il importe, pour pouvoir les relier à la cause qui leur a
« donné naissance, d'être renseigné sur les antécédents des
« malades, sur leurs habitudes, et de savoir tenir compte
« des manifestations variées qui ne manquent jamais de se
« présenter en pareille circonstance. »

Depuis lors, M. Lancereaux (1) n'a pas changé d'opinion, et la même étiologie se trouve indiquée dans son
Traité d'Anatomie Pathologique :

« Des végétations villeuses s'observent à la surface des
« valvules aortiques chez la plupart des alcooliques ; quant
« aux végétations verruqueuses, elles se rencontrent sur-
« tout chez les cancéreux. J'ai noté la présence de ces der-
« nières, six fois sur des femmes mortes de cancer de l'u-
« térus, une fois dans un cas de cancer hépatique, une fois
« chez un phthisique, et une fois chez un paraplégique
« dont les voies urinaires étaient en état de suppuration.
« Dans tous ces cas, il existait des embolies artérielles qui
« parfois avaient contribué à amener la mort. »

Une nouvelle cause, le cancer, se trouve ici indiquée

1. *Traité d'Anat. Path.* Tome II, p. 747. — 1881.

comme pouvant produire assez souvent des végétations de l'endocarde, et cette fois des végétations qui par leur volume méritent la dénomination de verruqueuses. Nous notons le cancer dans une des huit observations rapportées dans cette thèse.

Comment agissent les causes que nous venons de signaler? Par quel mécanisme parviennent-elles à développer l'endocardite qui, pendant son évolution, a si peu de retentissement sur la santé, et dont les productions en se détachant provoquent des accidents si redoutables?

Avant de discuter leur action nous devons faire remarquer qu'il n'y a pas lieu de songer chez les sujets de nos observations à l'endocardite rhumatismale ou scléreuse, ni à l'endocardite ulcéreuse, dont les lésions anatomiques sont bien connues.

1° L'endocardite villeuse ou verruqueuse est donc, comme nous l'avons dit, l'apanage de la vieillesse; peut-on dire qu'elle en est la conséquence? Les observations que nous rapportons ne permettent pas de poser des conclusions catégoriques à cet égard; mais comme la vieillesse amène dans certains organes des productions conjonctives qui n'existent pas chez l'adulte, encore moins chez l'enfant, que ces productions sont par conséquent le fait de la vieillesse, il est permis de l'incriminer également dans cette circonstance.

2° L'alcool, on le sait, passe en nature dans le sang; les expériences de Perrin, Duroy et Lallemand ne laissent aucun doute à cet égard; il s'y trouve presque constamment chez les personnes qui font des boissons fermentées un usage continuel et abusif. On peut donc à bon droit se demander si ce corps n'exerce pas son action sur la membrane interne pour y provoquer une inflammation quelconque, probablement chronique, puisque la cause est chronique elle-même. Il y a longtemps que les médecins ont remarqué la coïncidence de lésions cardiaques et d'alcoolisme, mais à M. Lancereaux revient l'honneur d'avoir, le premier, bien décrit les productions conjonctives des valvules du cœur dans cette intoxication. Comme ces productions sont superficielles, il est naturel de les attribuer à l'irritation directe de la couche de cellules aplaties par l'agent irritant ; mais immédiatement se présente une difficulté : pourquoi n'agit-il pas plutôt sur l'endocarde du cœur droit que sur celui du cœur gauche, alors qu'il est certainement plus abondant dans la première cavité ? et pourquoi dans le cœur gauche les valvules aortiques sont-elles plus souvent frappées que les autres parties ? Ce sont là des questions embarrassantes, se représentant pour les autres endocardites qu'on a toutes voulu rattacher à l'action de principes toxiques : altération du sang (Simpson, Piorry), urée, acide lactique (Lebert, Richardson, Todd, etc.), parasite (Klebs, Kœster) ; et il faut reconnaître que malgré des recherches multipliées la difficulté subsiste.

3° En admettant l'alcool comme agent de l'endocardite villeuse, on est amené naturellement à supposer dans le sang des cancéreux quelque principe irritant spécial pouvant également provoquer des excroissances de l'endocarde ; et cet irritant serait d'une énergie plus considérable que l'alcool, à en juger par le volume des végétations. Ce principe existerait-il tout en échappant à l'analyse ? Le sang présenterait-il chez les cancéreux des propriétés capa-

— 45 —

bles d'amener sur l'endocarde une inflammation prolifé-
rative comme dans le rhumatisme articulaire aigu ou dans
l'état puerpéral ? L'état actuel de la science ne permet à
cet égard que des rapprochements et des hypothèses, mais
non des assertions positives.

L'étiologie de l'endocardite villeuse et verruqueuse peut
encore être envisagée à un autre point de vue plus élevé
peut-être. En s'y plaçant, l'on peut considérer les causes
signalées comme étant du même ordre, agissant de la même
manière, et cela, en débilitant l'organisme qu'elles atteignent. De la sorte il n'y aurait ni endocardite alcoolique
ni endocardite d'origine cancéreuse, mais simplement une
endocardite villeuse ou verruqueuse due à une déchéance
organique, qu'elle soit occasionnée par le nombre des années
ou par une autre cause quelconque. Du reste, n'est-il pas
admis aujourd'hui que l'alcoolisme chronique amène une
vieillesse anticipée ? On s'expliquerait encore par cette
manière de voir l'influence de la phthisie que M. Lancereaux a vu coïncider une fois avec des végétations verruqueuses de l'endocarde.

Cette théorie est sinon vraie, au moins séduisante. Vieillesse, alcoolisme, cancer, affections si dissemblables, arri-
veraient ainsi par des procédés analogues à des effets
identiques sur la membrane interne du cœur.

« Il est digne de remarque, dit M. Lancereaux (1),
que les inflammations villeuses ou verruqueuses des membranes séreuses et surtout celles de l'arachnoïde se mani-
festent dans les mêmes conditions que celles de l'endocarde,

1. *Traité d'Anat. Path.* T. II, p. 747.

et partant ressortissent à la même prédisposition morbide. »
Cette prédisposition, nous l'avons dit, ne nous paraît
pas exister dans le sang, mais plutôt dans un désordre nu-
tritif de l'élément conjonctif, désordre aboutissant à la production d'excroissances, spécialement dans les séreuses.
Pourquoi ces tissus sont-ils souvent atteints simultanément?
Nous ne trouvons d'autre raison à ce fait que « le consensus
qui unit en l'état de santé, comme en l'état de maladie, les
tissus analogues (*partes similares*, d'Aristote). »

Nous avons indiqué un certain nombre des causes auxquelles on a attribué la production des végétations verruqueuses de l'endocarde ; les auteurs se sont ingéniés à en
trouver d'autres. En raison de la ressemblance grossière
que les végétations verruqueuses de l'endocarde présentent
quelquefois avec certains condylomes d'origine vénérienne
développés sur les téguments externes, Corvisart a indiqué la syphilis comme cause de ces végétations.

En 1845, l'opinion de Corvisart a été reprise par
Julia (1), qui à l'appui de sa thèse rapporte plusieurs observations, qu'il suffit de lire pour être convaincu qu'il ne
s'agit pas des végétations verruqueuses que nous avons décrites, et même que les sujets qui en étaient porteurs ne présentaient pas les lésions de la syphilis.

Dans ces derniers temps, Kœster et Klebs (2) ont attribué
toutes les endocardites à des microorganismes que le dernier
de ces auteurs appelle monadines. D'après Kœster, ces

1. *Gazette médicale* de Paris, 1815.
2. *Archiv. fur experimentelle Path. und Pharmacologie, Band.
IX, Heft. 1 et 2. 1878.*

monadines pénètrent dans les petits vaisseaux de l'endocarde ; d'après Klebs, elles se déposent simplement à la surface de cette membrane ; arrivées là, elles se multiplient, le tissu qui les supporte prolifère plus ou moins suivant les propriétés plus ou moins infectieuses des monadines ; des phénomènes généraux accompagnent le travail qui se produit du côté du cœur. Toutes les endocardites reconnaîtraient ainsi une cause infectieuse, et leur évolution serait en rapport avec la nature de cette cause.

De semblables recherches n'ont pas encore été faites en France, et nous ne sommes pas en mesure de juger de leur valeur. Nous n'avons voulu rechercher ici que les conditions étiologiques dans lesquelles se produit l'endocardite villeuse et verruqueuse. En analysant nos observations, et en mettant à contribution l'expérience de M. Lancereaux, nous croyons pouvoir dire, avec réserve toutefois, que cette affection reconnaît pour origine la débilitation de l'organisme provoquée par des causes diverses, mais surtout par la vieillesse, l'alcoolisme, le cancer.

V

SYMPTOMATOLOGIE. DIAGNOSTIC

TERMINAISONS. PRONOSTIC. TRAITEMENT.

« Les végétations de la membrane interne du cœur et
« des valvules ne se traduisent en quelque sorte à l'obser-
« vation par aucun signe qui leur soit exclusivement propre.
« Les végétations qui n'occupent que la surface interne des
« cavités du cœur (et jusqu'ici elles n'ont été rencontrées
« que dans les oreillettes) sont entièrement *indiagnosti-*
« *cables,* qu'on me passe cette expression. Celles qui sont
« sur les valvules elles-mêmes ne donnent véritablement
« lieu à quelque symptôme un peu saillant, qu'autant
« qu'elles sont assez multipliées pour gêner le jeu des
« valvules et produire un rétrécissement plus ou moins
« considérable des orifices. Il est bien rare d'ailleurs de
« rencontrer des masses de végétations un peu volumineuses
« sur les bords ou à la surface des valvules sans qu'il
« existe en même temps une induration plus ou moins
« considérable de ces valvules.

Ainsi s'exprime M. Bouillaud (1), quand il cherche à
donner les symptômes à l'aide desquels on doit reconnaître
les végétations du cœur.

1. Bouillaud. *Traité clinique des maladies du cœur,* 1re édition,
1835, tome II, p. 226.

Cet extrait montre que le savant professeur de la Charité ne songe pas à établir sur le vivant des signes diagnostiques différentiels entre les végétations globuleuses et verruqueuses qu'il a décrites et distinguées avec tant de soin au point de vue anatomique. La raison en est que ces végétations sont toujours accompagnées, comme il le dit expressément, de lésions profondes de l'endocarde et spécialement des valvules, lésions qui sont suffisantes pour rendre compte des symptômes observés, tels que frémissement cataire, bruit de souffle, etc.; les végétations ne sont donc qu'un épiphénomène de l'endocardite, dont la symptomatologie est tracée dans un autre chapitre du livre de M. Bouillaud.

Dans l'endocardite villeuse et verruqueuse il n'en est pas ainsi. Les végétations constituent tous les désordres anatomiques, et nous devons exposer ici les signes physiques et fonctionnels, locaux et généraux auxquels leur production donne lieu.

En analysant nos observations, nous trouvons consignés deux fois seulement les résultats de l'examen du cœur (Obs. I et VI). Dans ces deux examens, le diagnostic de lésion du cœur a été porté une fois, et il est nettement formulé pour l'autre que l'organe central de la circulation était normal. Dans cinq autres observations se trouvent notés des accidents hémiplégiques survenus rapidement en pleine santé ou dans le cours d'une maladie autre qu'une maladie du cœur.

Voici par conséquent le cas ordinaire : un individu vivant de la vie commune ou souffrant d'une maladie le plus souvent d'origine cancéreuse ou alcoolique est frappé subitement d'apoplexie, qui amène une mort rapide. L'autopsie démontre qu'il y a une embolie cérébrale par projection d'une végétation organisée, comme il a été dit plus haut, dans le système artériel de l'encéphale, nécrobiose consécutive dans la région desservie par le vaisseau oblitéré, et du côté du cœur, des végétations analogues à celle qui a été projetée, avec un dépoli de l'endocarde. La succession chronologique des lésions est donc celle-ci : endocardite produisant des excroissances, chute de ces excroissances dans le sang qui les transporte dans une artère (de l'encéphale dans le cas présent), nécrobiose, coma, mort.

Or une endocardite, qui a donné lieu à de semblables végétations, n'est certainement pas récente ; elle s'est donc établie insidieusement sans attirer l'attention, sans déterminer de troubles circulatoires généraux. Chronique d'emblée, insignifiante en apparence, passant inaperçue tant que les végétations restent adhérentes au cœur, produisant tout à coup des accidents emboliques mortels, voilà la caractéristique de cette maladie bien dénommée endocardite villeuse ou verruqueuse.

Il est des cas où elle ne manifeste jamais sa présence. C'est ainsi que Lambl et Luschka (1) ont découvert des excroissances papillaires de l'endocarde qui n'avaient pas été soupçonnées pendant la vie, et que M. Lancereaux a constaté les mêmes lésions sur un grand nombre d'alcoolisés. Aussi, si l'on a pu dire que l'endocardite valvulaire chronique compensée n'est pas une maladie, on peut surtout soutenir ce paradoxe pour l'endocardite villeuse et verruqueuse, qui, ne créant pas généralement d'obstacle à la

____

1. Lambl, Luschka (loc. cit.).

circulation du sang, ne donne même pas lieu à une hypertrophie cardiaque. Cependant un état, qui peut d'un jour
à l'autre faire passer de vie à trépas, mérite certainement
qu'on ne le traite pas trop à la légère, et qu'on lui réserve
une place dans le cadre nosologique.

D'après ce que nous venons de dire, l'endocardite villeuse et verruqueuse ne donne donc qu'exceptionnellement
lieu aux symptômes généraux ou rationnels si communs
dans l'endocardite rhumatismale ; quand elle les produit, ils
sont identiques à ceux de cette dernière maladie, par la
raison que les désordres anatomiques ne peuvent créer que
des obstacles mécaniques à la circulation et ne possèdent
pas de caractères infectieux comme ceux de l'endocardite
végétante ulcéreuse.

Les symptômes locaux physiques manquent le plus souvent, passent inaperçus lorsqu'ils existent. Ils font défaut
parce que les lésions sont indiagnosticables, pour employer
l'expression de M. Bouillaud ; existant, ils passent inaperçus parce que rien n'attire l'attention du côté du cœur.
Cependant que, pour une raison ou pour une autre, l'on
vienne à examiner le cœur, on trouvera les signes du
rétrécissement ou de l'insuffisance des orifices cardiaques
sans caractère spécial.

Les symptômes locaux fonctionnels tels que palpitations,
douleur, n'existent pas plus dans l'endocardite villeuse et
verruqueuse que dans l'endocardite scléreuse chronique
bien compensée, et cela pour deux raisons :

1° L'endocardite villeuse et verruqueuse atteint des
sujets âgés, par conséquent peu sensibles à la douleur;

2.° Elle frappe un tissu sans nerfs dont les lésions sont indolores. Insensible à l'état physiologique, l'endocarde reste tel à l'état de maladie, et ne saurait se plaindre lorsqu'il est enflammé ; d'où il résulte que l'endocardite reste ignorée du malade, et que le médecin doit la deviner. Ces conclusions, tirées des *Leçons cliniques* de M. Peter (1), sont vraies pour l'endocardite scléreuse comme pour l'endocardite verruqueuse.

L'embolie est commune dans l'endocardite d'origine rhumatismale ; elle y est produite ordinairement par des caillots fibrineux, et les pathologistes la rangent dans les complications. Elle constitue un désordre si fréquent dans l'endocardite villeuse et verruqueuse qu'elle peut être considérée comme son symptôme le plus constant, en tout cas presque toujours sa première manifestation. J'ai dit plus haut que les végétations augmentent de volume à mesure qu'elles vieillissent, tandis que leur pédicule s'amincit de plus en plus ; comme elles sont constamment fouettées par le courant sanguin, il vient un moment où celui-ci les détache et les entraîne dans les artères viscérales. Nos observations montrent qu'il se produit presque toujours une embolie cérébrale (5 fois sur 8) ; les embolies spléniques viennent en seconde ligne au point de vue de la fréquence, puis ce sont les embolies rénales, etc. A ce point de vue, elles confirment simplement la remarque qui a été faite au sujet de la fréquence des embolies en général ; mais elles prouvent d'une manière péremptoire qu'on n'est pas impunément porteur de végétations villeuses et verruqueuses et

1. Peter, *Leçons de cliniq. médicale*, p. 382, t. I.

que l'on peut, avec raison, appeler endocardite, le processus inflammatoire qui donne lieu à ces productions morbides.

DIAGNOSTIC. — D'après ce qui précède, l'endocardite villeuse et verruqueuse est souvent indiagnosticable, en raison de l'exiguité de ses lésions.

Lorsque les lésions sont suffisantes pour déterminer des signes de rétrécissement ou d'insuffisance de l'un ou de plusieurs des orifices cardiaques l'on peut soupçonner une endocardite villeuse ou verruqueuse dans les conditions suivantes : âge avancé du malade, absence de rhumatisme, absence d'endocardite antérieure, hypertrophie cardiaque faible ou nulle, alcoolisme ou cancer concomitant. Nous disons soupçonner, parce qu'en clinique il faut toujours songer à l'affection la plus commune, et comme il est notoire que, de toutes les endocardites, celle d'origine rhumatismale est la plus fréquente, c'est à elle qu'il faut penser tout d'abord. Mais l'on se rappellera que cette dernière frappe tout particulièrement la valvule mitrale, et l'on trouvera des antécédents rhumatismaux chez le malade.

L'endocardite villeuse et verruqueuse peut également être confondue avec les endocardites liées aux maladies générales comme les fièvres éruptives, à la pneumonie, à la pleurésie, à la péricardite, etc. Ces endocardites sont toutes scléreuses comme l'endocardite rhumatismale et nous ne pourrions que répéter ici ce que nous avons dit pour cette dernière.

L'endocardite végétante ulcéreuse sera éliminée tout de suite en raison des accidents infectieux qu'elle produit.

Corvisart a indiqué comme signe pathognomonique des

végétations valvulaires le frémissement cataire; mais la clinique prouve tous les jours que ce signe n'a pas la signification que lui attribue l'auteur que je viens de nommer. Il faut donc avouer que le plus souvent l'endocardite villeuse et verruqueuse sera méconnue et que l'autopsie seule la dévoilera.

MARCHE, TERMINAISONS, PRONOSTIC. — La marche de l'affection est lente et graduelle comme le processus inflammatoire lui-même. La durée en est impossible à préciser, mais il est permis de penser qu'elle se suppute par années aussi bien que les autres endocardites chroniques. Nos observations montrent trois sortes de terminaisons : 1° mort par embolie cérébrale; 2° mort par troubles circulatoires consécutifs à l'accroissement considérable des végétations; 3° mort par maladie indépendante de l'affection cardiaque. Il semble donc que le pronostic soit extrêmement sévère. De fait, la maladie, une fois née, ne peut pas rétrocéder; la guérison est donc matériellement impossible par la raison que les excroissances produites sont persistantes et ne peuvent disparaître de l'endocarde que pour se transporter dans le réseau circulatoire périphérique, où elles provoquent des désordres en rapport avec le volume et l'importance du vaisseau oblitéré.

D'un autre côté, les excroissances sont fatalement exposées à être détachées, de sorte que le malade est sans cesse menacé d'embolie. Mais nous ajoutons tout de suite qu'elles atteignent rarement les dimensions de celles qui se trouvent notées dans nos observations, et que par conséquent elles sont incapables d'occasionner des accidents graves lorsqu'elles viennent à être détachées. Ce qui le prouve, c'est le passage cité plus haut, extrait de l'article alcoolisme (*Dictionnaire encyclopédique des sciences médicales.* Lancereaux) ; c'est encore le travail de Lambl (1) qui estime à 2 pour 100 la fréquence des excroissances papillaires des valvules aortiques, excroissances qui, selon nous, caractérisent l'endocardite villeuse. Cette maladie étant donc très-fréquente, et ses terminaisons fatales rares, nous nous croyons autorisé à conclure que son pronostic est bénin.

TRAITEMENT. — On n'a jamais institué de traitement contre l'endocardite villeuse et verruqueuse, parce que jamais le diagnostic de cette affection n'a été posé chez l'homme vivant. Les indications de ce traitement se déduisent de l'état du cœur : ramener cet organe à l'état normal en faisant disparaître les excroissances de l'endocarde, tel devrait être le but d'un traitement curatif. Il est évident qu'un pareil traitement est illusoire : il ne faut pas songer à amener la régression du tissu de nouvelle formation qui compose les excroissances dont l'anatomie pathologique nous a fait connaître les caractères. Ce tissu, le raisonnement par analogie permet de l'affirmer, défie tous les fondants officinaux imaginables ; les alcalins, l'iodure de potassium seront sans action sur lui. Nous avons vu que la syphilis n'est pas cause de l'endocardite verruqueuse, ce qui est une raison de plus pour ne pas employer ces médicaments.

Le traitement prophylactique consiste dans l'application des règles de l'hygiène.

Le traitement palliatif de l'endocardite villeuse ou verruqueuse n'a rien de spécial. Il faut prévenir l'asystolie ou

1. Lambl, *loc. cit.*

l'asthémie cardio-vasculaire par les moyens ordinaires,
Lorsque cette complication se produit, il faut recourir à la
digitale qui rendra au moins pour un certain temps à l'organe central de la circulation épuisé l'énergie qui lui manque. Tous les autres moyens employés en pareil cas sont
applicables, nous n'y insistons pas davantage.

Nous avons vu que l'embolie est fréquente dans l'endocardite verruqueuse, qu'elle constitue même le plus souvent
son premier symptôme important ; elle peut conduire à un
diagnostic précis, mais les considérations thérapeutiques
auxquelles elle donne lieu ne présentant rien de particulier,
nous renvoyons pour leur traitement aux ouvrages classiques.

CONCLUSIONS

Il existe une endocardite villeuse et verruqueuse. Son existence est démontrée par les faits, sa dénomination est justifiée par les caractères des lésions qu'elle produit.

Ces lésions consistent en végétations endocardiques plus ou moins volumineuses, circonscrites, analogues comme aspect aux papilles linguales et à certaines verrues de la peau, d'où le nom qui leur a été donné.

Le début de l'affection est insidieux, son évolution lente, sa symptomatologie généralement très obscure, et son diagnostic d'une grande difficulté.

L'embolie viscérale est fréquente lorsque les végétations prennent un volume appréciable ; elle tient à leur chute et à leur transport dans le réseau des artères périphériques ; elle est souvent une cause de mort. Lorsque les végétations restent petites, la mort est en général indépendante de l'endocardite.

La vieillesse, l'alcoolisme, le cancer, toutes causes de débilitation organique, ont accompagné, peut-être causé, l'endocardite villeuse et verruqueuse. Le rhumatisme, l'état puerpéral sont étrangers à sa production.

INDEX BIBLIOGRAPHIQUE

Lancereaux. — Atlas d'anatomie pathologique, texte, p. 207 et suiv.

Traité d'anat. path, T. II, page 742 et suiv.

De la thrombose et de l'embolie cérébrales considérées principalement dans leurs rapports avec le ramollissement du cerveau. Thèse de Paris, 1862.

Article alcoolisme. Dict. encycl. des sc. médicales.

Lambl. — Wiener mediz. Wochenscrift, 1856, n° 16.

Luschka. — Archiv. für physiolog. Heilkunde, 1856. T. XV, p. 537 et suiv.

Laennec. — Traité de l'auscultat. médiate, 4ᵉ édit. 1837. T. III, p. 326 et suiv.

Bouillaud. — Traité clinique des maladies du cœur, édit. 1841. T. II, p. 310 et passim.

Martineau. — Des endocardites. Thèse d'agrégat., 1866.

Jaccoud. — Art. endocardites. Diction. de médecine et de chirurgie pratiques.

Maurice Raynaud. — Art. cœur, ibid.

Peter. — Leçons de clinique médicale. T. I.

Durand-Fardel. — Traité clinique et pratique des maladies des vieillards, édit. 1854, p. 671.

Cornil et Ranvier. — Manuel d'anatomie pathologique. T. I.

Klebs. — Archiv. für experimentelle pathol. und pharmatologie. Band IX. Heft 1 et 2, 1878, p. 52.

Ch. Remy. — Bulletins de la Société anatomique, 1877, p. 275.

Julia. — Gazette médicale de Paris, 1845.

Potain et Rendu. — Art. cœur. Dictionnaire encyclopédique des sciences médicales.

Imprimerie A. DERENNE, Mayenne. — Paris, boulevard Saint-Michel, 52.

Imprimerie A. DERENNE, Mayenne. — Paris, boulevard Saint-Michel, 52.

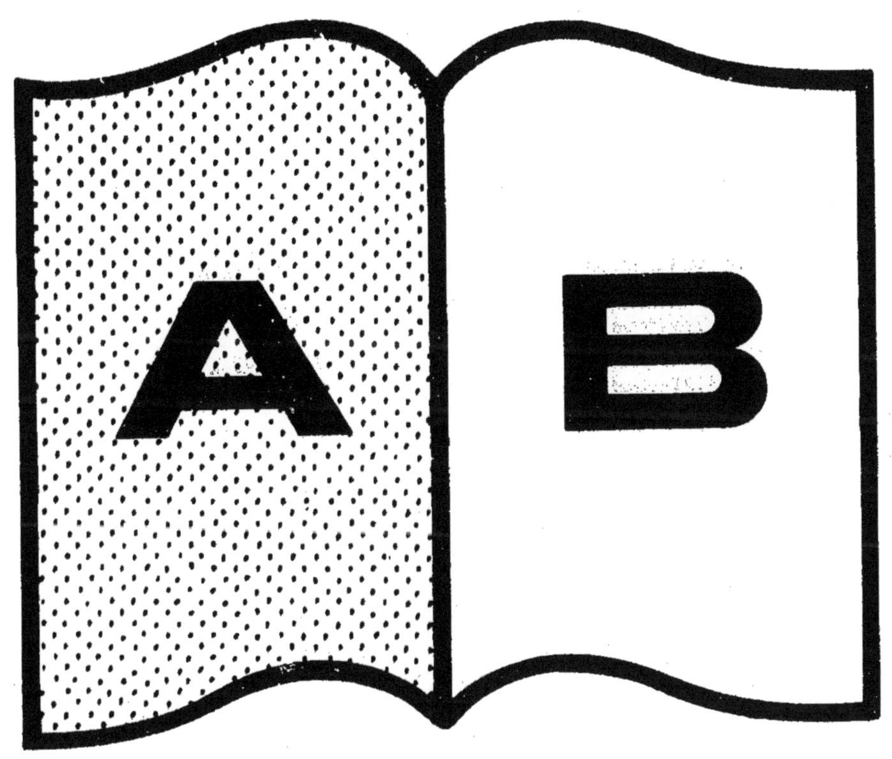

Contraste insuffisant

NF Z 43-120-14

ESSAI

SUR LA PATHOGÉNIE

DU

RÉTRÉCISSEMENT CONGÉNITAL

DE L'ARTÈRE PULMONAIRE

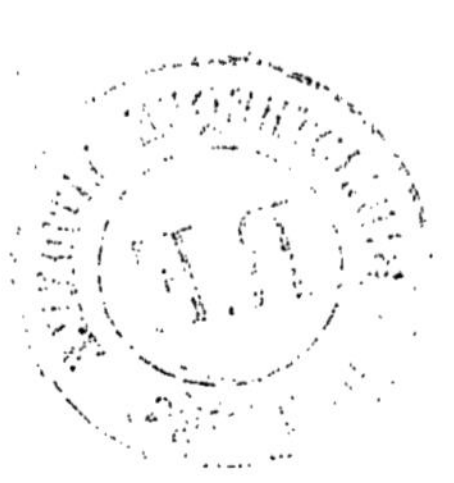

ESSAI

SUR LA PATHOGÉNIE

DU

RÉTRÉCISSEMENT CONGÉNITAL

DE L'ARTÈRE PULMONAIRE

PAR

Le Dr Henri ETTIGHOFFER

LYON

A. REY, IMPRIMEUR-ÉDITEUR DE L'UNIVERSITÉ
4 RUE GENTIL, 4

1901

A la Mémoire

DE MON PÈRE ET DE MA MÈRE

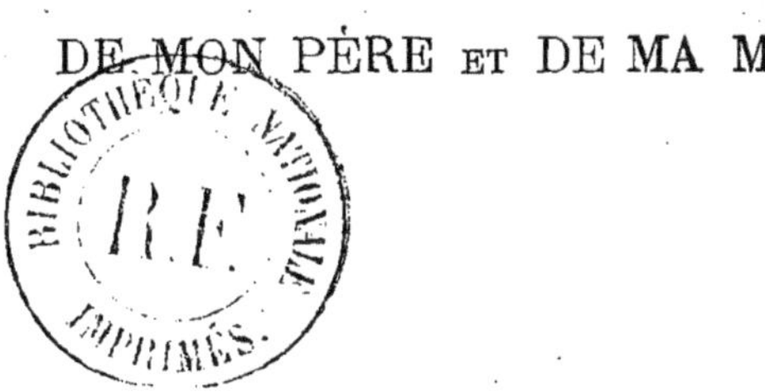

A MA FEMME

A MA SŒUR AINÉE

A mon Maître

A M. LE PROFESSEUR COCHEZ

Professeur de Clinique médicale à l'Hôpital de Mustapha.

A mon Président de Thèse

M. LE PROFESSEUR TEISSIER

Professeur de Pathologie interne à la Faculté de Médecine de Lyon.

A MES MAITRES

de l'École d'Alger

Il nous de M. le Dʳ A. Cochez, professeur de clinique médicale à l'hôpital de Mustapha, il nous a été donné de profiter, durant deux ans, de son haut enseignement, et c'est à lui que nous devons les éléments de notre thèse. Nous sommes heureux de pouvoir lui témoigner ici notre grande reconnaissance et l'assurer de notre absolu dévouement.

Que M. le professeur Moreau, qui fut le premier à nous initier à l'étude de la médecine, reçoive aussi l'expression de notre vive gratitude.

Nous ne saurions oublier les précieux conseils que nous avons reçus dans les cliniques de MM. les professeurs Bruck, Curtillet, Goinard et Gemy.

Remerciements sincères à MM. les professeurs Blaise, Brault, Crespin, Denis, Labbé, Planteau, Rey, Sabadini, Salièges, Scherb, Trolard et Vincent, dont les excellentes leçons nous ont été si profitables.

Comment passer sous silence l'accueil sympathique qui nous a été fait à la Faculté de médecine de Lyon, où nous avons passé nos derniers examens!

Que M. le professeur Teissier, qui a bien voulu nous

faire l'honneur d'accepter la présidence de notre thèse, daigne agréer l'expression de nos respectueux remerciements.

Nous prions également M. le professeur G. Courmont et M. le professeur agrégé Siraud, de vouloir bien agréer l'hommage de notre entière reconnaissance.

ESSAI

SUR LA PATHOGÉNIE

DU

RÉTRÉCISSEMENT CONGÉNITAL
DE L'ARTÈRE PULMONAIRE

Nous avons eu la bonne fortune de réunir quelques observations inédites de rétrécissement congénital de l'artère pulmonaire. Ce fut pour nous une occasion de méditer ce sujet encore si controversé au point de vue de sa pathogénie.

Chose curieuse! presque tous nos malades présentaient une déformation singulière, mais toujours constante de la paroi costo-sternale.

C'était bien la déformation qui avait si vivement frappé M. Apert et à laquelle cet auteur a tenté de faire jouer un rôle prépondérant dans la pathogénie de la maladie qui nous occupe.

S'agit-il donc là d'autre chose que d'une coïncidence?

Y a-t-il une relation de cause à effet? ou plutôt la malformation du squelette thoracique est-elle le résultat et pour ainsi dire le témoin d'une compression intra-utérine qui aurait causé simultanément la malformation congénitale? Nous aurons dans le cours de ce travail à nous poser les termes de ce problème et à voir si ces constatations ne contribuent pas à élucider le mécanisme de cette affection congénitale, mais nous tenons avant tout à montrer la grande fréquence de cette coïncidence ; si bien que le praticien mis en présence d'un cas de sténose congénitale de l'artère pulmonaire devra rechercher si cette déformation existe.

Nous étudierons d'abord la pathogénie admise jusqu'à ce jour :

1° Théorie de l'endocardite fœtale,

2° Théorie de la malformation.

Nous passerons alors en revue les objections et les arguments de ces deux théories.

Ces prémisses posées, nous montrerons que l'idée de rattacher les malformations à des compressions intra-utérines est loin d'être nouvelle.

C'est alors que nous chercherons à interpréter de la même façon le retrécissement congénital de l'artère pulmonaire.

Nous exposerons les cas dans lesquels des malformations congénitales ont été observées à la suite d'une diminution du liquide amniotique.

THÉORIE DE L'ENDOCARDITE FOETALE

Cette théorie semble avoir été formulée la première fois par Cruveilher :

« Le rétrécissement pulmonaire est toujours le résultat non d'un arrêt de développement, non d'une conformation primitive des germes, mais d'une maladie, d'une irritation des valvules sigmoïdes, qui ont amené leur épaississement, l'adhérence interne de leurs bords libres, adhérence qui eût sans doute été complète sans la contraction du ventricule droit projetant le sang entre le bord libre des valvules et y maintenant un pertuis plus ou moins considérable.

« On peut soutenir, dit-il, que la perforation de la cloison interventriculaire, comme aussi la perforation de la cloison inter-auriculaire, coïncidant avec un rétrécissement de l'origine de l'artère pulmonaire, est la conséquence de ce rétrécissement : le rétrécissement pulmonaire semble dominer la lésion tout entière.

« Quand il y a rétrécissement de l'artère pulmonaire en même temps que communication inter-ventriculaire ou aortico-pulmonaire, n'est-il pas évident que le rétrécissement ou l'oblitération de l'artère pulmonaire domine tout le reste de la lésion, que les communications anormales sont la conséquence forcée de ce rétrécissement?

« La nécessité d'une voie de dérivation, pour le sang qui ne peut s'écouler par l'orifice rétréci de l'artère pulmonaire, explique d'une façon parfaitement nette l'arrêt de développement. »

MM. Larcher, Grancher, Cadet de Gassicourt et nos différents auteurs classiques expliquent ainsi la théorie de l'endocardite fœtale :

La sténose de l'artère pulmonaire est un obstacle au libre passage du sang du cœur droit dans cette artère; il y aura donc dans l'oreillette droite et, par suite, dans le ventricule du même côté, un excès de tension par rapport aux cavités gauches.

Cette différence de pression, alors que le canal arté-

riel et le trou de Botal ne sont pas oblitérés, forcera le
sang à suivre ces chemins détournés et entretiendra la
persistance des orifices, même après l'établissement de
la fonction respiratoire.

Si un processus irritatif frappe l'artère pulmonaire
avant la fin du deuxième mois, l'achèvement de la cloison du septum interventriculaire n'étant pas effectué
à cette époque, le rétrécissement consécutif à l'inflammation produira une stase veineuse dans les cavités
droites et les conditions nécessaires au passage du sang
de droite à gauche se trouvant réalisées, l'oblitération du septum interventriculaire ne pourra s'effectuer.

M. Lancereaux souscrit également à la théorie de
l'endocardite fœtale :

« Ces anomalies ont été considérées à tort comme de
simples arrêts de développement ; leur origine, beaucoup
plus complexe, est subordonnée à des règles invariables
qui dépendent à la fois des localisations particulières
des lésions du cœur chez le fœtus, et de la succession
régulière et constante des changements opérés dans
cet organe pendant le cours de la vie intra-utérine.

« A cette époque de la vie, en effet, les valvules et
les orifices du cœur sont déjà les parties spécialement
vulnérables ; mais contrairement à ce qui a lieu chez
l'adulte, le cœur droit du fœtus est plus souvent atteint
que le cœur gauche.

« Après l'orifice pulmonaire, les orifices auriculo-
ventriculaires et l'orifice de l'aorte sont les sièges de
prédilection des altérations qui surviennent dans les
premiers mois de la vie fœtale. Les désordres anato-

miques que présentent ces orifices et les valvules des-
tinées à leur occlusion ne diffèrent pas sensiblement de
ceux que l'on observe à l'âge adulte; cependant,
comme les orifices cardiaques sont alors à peine
formés et très étroits, il en résulte que leurs valvules
venant à s'enflammer, ont la plus grande facilité à
s'adosser, à se souder entre elles et même avec les
parties voisines, de façon à rétrécir, à oblitérer l'orifice
qu'elles sont appelées à fermer momentanément.

Plus loin, ce même auteur fait remarquer que la
conséquence de l'arrêt de développement des cloisons
est dû à un travail phlegmasique, localisé primitive-
ment à l'un des orifices du cœur, et plus particulièrement à l'orifice pulmonaire. En somme, l'arrêt du développement serait un phénomène secondaire.

Lancereaux résume toute sa théorie et son opinion
dans cette phrase :

La tératologie du cœur n'est autre que la pathologie
de cet organe pendant le cours de la vie intra-utérine.

THÉORIE DES ARRÊTS DE DÉVELOPPEMENT

Cette théorie a surtout été défendue par Rokitansky.
Pour cet auteur, l'absence totale d'un des septa (du septum inter-auriculaire, du septum interventriculaire ou
du septum du bulbe aortique), absence qui entraîne la
persistance d'une seule oreillette, d'un seul ventricule
ou d'un seul tronc aortico-pulmonaire, est le résultat
du défaut de cloisonnement d'un des compartiments
du cœur primitif[1].

---

[1] Moussous, *Maladies congénitales du cœur.*

En ce qui concerne le bulbe aortique, on sait qu'il est divisé de très bonne heure, en deux parties, par un septum qui, prenant naissance en arrière et à gauche, se dirige en avant et à droite, en décrivant une courbe à concavité dirigée vers la droite; la partie située en arrière et à droite de la concavité formera l'aorte ; la partie située en avant et à gauche de la convexité formera l'artère pulmonaire.

Suivant que ce septum artériel prendra son origine à gauche, à droite ou au milieu, il en résultera une anomalie de position pour ces deux vaisseaux. Ils pourront même être transposés, suivant que la concavité au lieu de regarder en arrière se trouvera regarder en avant. Mais en plus de ces variations que nous venons de signaler, il se peut que la direction du septum dévie de l'axe du bulbe ; dans ces conditions, le bulbe n'est plus également divisé, et suivant que le septum rapproche sa face convexe de la paroi du bulbe, le calibre de l'artère pulmonaire est amoindri, celui de l'aorte amplifié.

Si c'est sa face concave, l'aorte sera au contraire étroite et l'artère pulmonaire large[1]. La déviation peut être telle, que le septum vienne accoler l'une de ses faces à la paroi du bulbe ; il y a alors oblitération pulmonaire.

Ce cloisonnement vicieux du bulbe aortique entraîne à d'autres anomalies; la plus fréquente est l'absence de la partie postérieure du septum interventriculaire antérieur. Par suite du déplacement à droite de l'orifice aortique et de ses dimensions exagérées, la portion

---

[1] Moussous, *Maladies congénitales du cœur.*

postérieure est impuissante à remplir son rôle ; elle ne peut ni atteindre, ni embrasser le contour du vaisseau trop large et déplacé (Moussous).

Pour les anomalies du septum postérieur, les mêmes explications peuvent être fournies ainsi que pour les malformations du septum inter-auriculaire.

Tel est l'exposé des deux théories qui, jusqu'à présent, se sont disputé l'honneur d'expliquer la pathogénie du rétrécissement congénital de l'artère pulmonaire.

Elles nous semblent présenter de sérieuses objections. Ainsi, pour l'endocardite fœtale, il est évident que les lésions d'endo et de myocardite que l'on rencontre à l'autopsie sont en faveur d'un processus inflammatoire ; mais cette théorie, jusque-là si vraisemblable, nous paraît s'égarer lorsqu'elle veut faire remonter aux deux premiers mois de la période embryonnaire, qui correspondent à la période de formation, le processus phlegmasique.

On sait en effet que le cloisonnement du bulbe aortique, qui donne naissance à l'aorte et à l'artère pulmonaire, débute vers la troisième ou la quatrième semaine pour se terminer vers la sixième ; d'autre part, le cloisonnement interventriculaire est terminé vers la huitième semaine ; donc, pour expliquer les anomalies *subordonnées* dans la théorie de l'endocardite, il faut supposer que l'orifice pulmonaire s'enflamme de la sixième à la huitième semaine, ou tout au moins quelques jours avant le complet cloisonnement du septum interventriculaire.

La sténose pulmonaire qui succéderait à l'inflamma-

mation entraînerait une stase circulatoire, qui inter-
viendrait dans l'inocclusion du septum interventriculaire.

Pareille supposition, en rapport avec la succession
chronologique des différentes phases du développement
du cœur, semble un peu forcée ; il faudrait, en effet.
que l'inflammation pulmonaire se fît juste entre la
sixième et la septième semaine.

Nous ne croyons pas qu'il soit nécessaire de faire
remonter à la période embryonnaire les causes du
rétrécissement congénital de l'artère pulmonaire ; nous
exposerons plus loin nos raisons. Quant à la théorie
des arrêts de développement, elle a été également
portée trop loin par Rokitanski. Il a évidemment exagéré en subordonnant tout à un vice portant sur le
cloisonnement du bulbe, car on ne peut nier l'endomyocardite.

INFLUENCE DE LA COMPRESSION INTRA-UTÉRINE SUR DIVERSES MALFORMATIONS

Pour expliquer d'autres anomalies de développement
constatées à la naissance, on avait fait intervenir
d'autres facteurs ; ainsi nous lisons dans Hippocrate :
« Il y a encore une manière dont les enfants sont
déformés, c'est lorsque la matrice est trop étroite ; les
mouvements de l'enfant qui est trop tendre se passant
dans un milieu où il est trop serré, il faut bien que les
membres s'y mutilent. Il en est ainsi des racines qui
viennent dans la terre. Quand il n'y a pas assez de fond,
ou qu'elles rencontrent quelques pierres, ou tout autre

corps dur, ne deviennent-elles pas toutes tortueuses, grosses dans un endroit, minces dans l'autre ? Eh bien, il en arrive de même au fœtus dans la matrice, si quelque partie de son corps se trouve plus serrée que l'autre. »

Quelques auteurs pensent que les déformations thoraciques qu'ils ont constatées chez certains individus relèvent du même mécanisme. Elles semblent résulter d'une compression durant la vie intra-utérine, suivant certaines modifications qui produiraient une diminution du liquide amniotique. Lannelongue et Ménard[1], dans leur traité sur les atrophies par compression durant la vie fœtale, citent l'observation suivante :

« Un enfant né depuis trente-six heures, présenté en 1888 à la consultation de l'hôpital Trousseau par une sage-femme, nous fournit un exemple remarquable de ces malformations thoraciques tardives par compression. Il portait la tête très inclinée sur l'épaule gauche ; on pouvait la remettre dans l'attitude droite, mais elle reprenait d'elle-même ensuite son inclinaison à gauche. La joue gauche, en rapport avec l'épaule correspondante, était aplatie, moins saillante et moins volumineuse que celle du côté droit. Au contraire, le front était saillant à gauche et manifestement aplati à droite.

« Les deux pieds étaient déformés le droit en varus, le gauche en valgus. Les deux membres inférieurs dans leur ensemble avaient une tendance normale à se porter à gauche. En exagérant cette disposition de la tête et des pieds à se porter à gauche, on pouvait d'une

---

[1] Lannelongue et Ménard, *Atrophies fœtales*, 1891.

part appliquer la joue gauche sur l'épaule gauche, d'autre part amener les deux pieds également vers l'épaule gauche au contact de la tête et tout cela sans grand effort. Ajoutons qu'une manœuvre semblable était impossible du côté opposé.

« L'enfant se trouvant ainsi enroulé sur le côté gauche comme un bâton dont on rapproche les deux bouts, il devenait manifeste que les malformations de la tête et des pieds étaient en corrélation directe et parfaite avec cette singulière attitude.

« L'aplatissement de la joue gauche et de la bosse frontale droite paraissait avoir été produit par une pression analogue à celle faite artificiellement avec la main pour maintenir momentanément la tête de l'enfant appliquée sur l'épaule gauche. »

Kocher[1] a eu l'occasion d'examiner un fœtus de trois mois présentant des traces de compressions mécaniques par défaut de liquide amniotique, les pieds et les mains étaient déformés, la tête inclinée en avant.

Osiander a vu un enfant qui était né avec le menton enfoncé dans le thorax, le dos voûté, les extrémités creusant aussi de profondes empreintes sur le thorax, des pieds bots et un crâne asymétique. La compression du côté gauche, ou plutôt l'inflexion du tronc sur le côté gauche était indiquée par une synostose des côtes gauches et par l'absence du rein gauche.

Dareste, dans son ouvrage sur les recherches sur la

[1] Cité par Borel, Contribution à l'étude des asymétries du visage et de l'hémiatrophie de la face (*Revue médicale de la Suisse romande*, 1885),

production artificielle des monstruosités, dans sa note C, montre comment les déviations et particulièrement le pied bot congénital, l'une des anomalies les plus fréquentes de l'espèce humaine, sont la conséquence de la compression du corps de l'embryon par l'amnios arrêté dans son développement.

Bonnaire, tout récemment, a noté chez une quintipare enceinte de trois mois, qui présentait de la rétroversion avec rétention d'urine, que l'on traitait par les cathétérismes vésicaux et rectaux, l'expulsion d'un fœtus qui se présenta par le siège et qui avait les intestins à nu, le gris costal ouvert, les côtes très déviées, de la scoliose, et enfin un bassin ratatiné.

Il est probable, dit-il, que ce fœtus a été éviscéré par suite de la rétroversion de l'utérus et de l'absence de tout liquide amniotique ; en somme il avait été comprimé à sec.

Les amputations congénitales, les sillons, l'ectopie cardiaque, l'encéphalocèle pariétooccipitale ont été également attribués aux contacts prolongés de l'embryon avec ses enveloppes et aux adhérences consécutives qui en sont résultées par suite d'une diminution de liquide amniotique.

Tillaux[1] lui-même est très affirmatif sur ce point, en ce qui concerne la pathogénie de la luxation congénitale de la hanche :

« Supposez que pour une cause quelconque, une diminution par exemple du liquide amniotique, la pression des parois utérines s'exerce sur le bassin plus

---

[1] Tillaux, *Traité de chirurgie clinique*, 4ᵉ édition.

énergiquement que d'habitude, on conçoit que la partie postérieure et intérieure du sourcil cotyloïdien présente moins de hauteur, d'où élimination successive de la tête fémorale de son siège normal.

DE LA COMPRESSION INTRA-UTÉRINE INVOQUÉE COMME CAUSE DU RÉTRÉCISSEMENT CONGÉNITAL DE L'ARTÈRE PULMONAIRE.

M. Apert a rattaché les malformations thoraciques congénitales qu'il a relevées dans les cas de rétrécissement congénital de l'artère pulmonaire à un même mécanisme.

C'est à cette explication que nous nous rattachons, d'autant plus que les observations que nous donnons plus loin font presque constamment mention de cette coïncidence : sténose pulmonaire et déformation thoracique.

Nous sommes donc en droit de nous demander si ces deux anomalies, qui vont si fréquemment ensemble, ne sont pas les co-effets d'une même cause : la compression intra-utérine.

M. Apert[1], en 1895, a présenté à la Société anatomique l'observation d'un malade atteint de rétrécissement congénital de l'artère pulmonaire par endocardite fœtale, de perforation de la cloison inter-ventriculaire, d'inocclusion du trou de Botal et d'absence de canal artériel.

Ce malade présentait, dit-il, les mêmes malformations thoraciques que celui qu'il présente en 1899 :

[1] Apert, *Société médicale des hôpitaux*, 1899.

« Le plastron chondro-sternal présentait sur la face antérieure une gouttière profonde, dans laquelle venait se loger l'avant-bras gauche de l'enfant, maintenu dans cette position vicieuse par une ankylose presque complète des articulations du membre supérieur.

« Cet enfant présentait, en outre, deux mains botes et des membres inférieurs bizarrement contournés et enroulés l'un sur l'autre en s'emboîtant réciproquement pour occuper le moindre volume possible.

« Dans ce cas, il n'y avait aucun doute, l'enfoncement thoracique était causé par la compression du muscle utérin, l'enfant était né avant terme, le ventre de la mère avait été bien moins développé que dans les grossesses précédentes, elle n'avait jamais senti remuer l'enfant. »

La cause de cette malformation doit être cherchée, non dans la paroi utérine, mais dans le liquide amniotique qui se trouve alors en quantité insuffisante.

Normalement[1], le fœtus est libre dans la cavité de l'amnios et isolé en tous les points par une couche de liquide qui répartit uniformément les pressions sur toute sa surface. En exécutant des mouvements actifs et en changeant de position, le fœtus n'entre en contact avec la paroi amniotique que d'une manière légère et momentanée. Il n'en n'est plus de même si le liquide amniotique est en quantité insuffisante, ce liquide n'isole plus alors le fœtus, sur lequel s'applique directement la paroi utérine qui va lui imposer une attitude fixe. Il en résulte que les mouvements actifs sont

---

[1] Lannelongue et Ménard, *atrophies fœtales*, 1891.

limités ou empêchés, et que les parties saillantes sont
exposées à subir la pression directe et continue de
l'utérus appliqué et contracté sur elles. Attitude fixe
du fœtus et pression continue sur les parties les plus
saillantes, telles sont les conditions qui découlent de
la pénurie du liquide amniotique.

C'est ce qui doit se produire, selon nous, dans le
cas de rétrécissement congénital de l'artère pulmonaire
lorsqu'une petite partie se trouve interposée dans la
gouttière sternale, ou même dans le cas de position
normale du fœtus, les deux bras se croisant au niveau
du sternum. L'entrecroisement des bras ou l'interposition d'une petite partie s'offrent tout naturellement
comme point d'appel pour la pression. Dans ces conditions, on comprend que les organes sous-jacents s'en
ressentent, et, dans ce cas, l'infundibulum ou l'orifice
artériel étant directement en rapport avec le sternum,
c'est sur eux que les effets de la compression se font
surtout sentir.

La pression soutenue que nous relevons au niveau
du sternum aura eu pour effet de déprimer considérablement la gouttière sternale, et la partie moyenne de
cet os, dans son sens longitudinal, présentera les malformations qu'il est aisé de voir sur les photographies
jointes aux observations.

Si dans certains cas de rétrécissement de l'artère pulmonaire, nous n'avons pas constaté l'enfoncement très
évident de la partie médiane, n'avons-nous pas le droit
de nous demander si l'ossification tardive du plastron
costo-sternal n'a pas corrigé la déformation primitive ?
Nous répétons que cette malformation est constatée

dans le plus grand nombre de nos observations, et il est
probable que les praticiens, dont l'attention est maintenant appelée sur ce point, ne tarderont pas à être frap-
pés de l'existence fréquente de cette coïncidence.

En somme, n'avons-nous pas le droit d'invoquer la
compression du muscle utérin transmise à l'origine de
l'artère pulmonaire, comme cause du rétrécissement
congénital, et cette opinion n'est-elle pas pour le moins
aussi rationnelle que les opinions émises jusqu'ici? En
tout cas, ce n'est pas la seule malformation attribuable
à cette cause, puisque nombre d'auteurs ont invoqué le
mécanisme de la compression intra-utérine pour expliquer les malformations congénitales.

Notre théorie permet d'expliquer aussi les causes de
l'inocclusion du septum interventriculaire et de l'endomyocardite. La pression exercée au niveau de l'infundibulum ou de la naissance de l'artère détermine une
diminution de calibre qui sera une gêne fonctionnelle
surtout à partir de la naissance.

On comprend que ce point rétréci soit un *locus mi-
noris résistentiæ*, et qu'il soit souvent le siège d'un processus inflammatoire que nous considérons comme secondaire; la preuve de ces poussées inflammatoires
réside dans ces brides scléreuses trouvées à l'autopsie.

Ces processus semblent consécutifs, car ils sont d'autant plus marqués que les vérifications anatomiques
sont plus éloignées de la naissance.

Enfin, bien que ces malades soient le plus souvent
emportés par la tuberculose pulmonaire, il est souvent
permis de constater au niveau de la sténose congénitale une endocardite aiguë végétante, qui prouvera bien

la tendance de cette lésion à servir d'appel à l'inflammation.

L'obstacle produit par la compression détermine la communication des deux cœurs, en forçant pour ainsi dire le septum dans son point le moins résistant; c'est-à-dire à la partie supérieure et moyenne, là où les deux endocardes s'adossent sans interposition de tissu musculaire.

Il nous répugne d'autant moins d'invoquer ce mécanisme de la communication, même après formation complète du septum, que Constantin Paul a admis la possibilité de cette communication à la suite du rétrécissement acquis.

C'est dire que la communication des deux cœurs ne résulte pas fatalement du développement incomplet des septa.

Nous conservons donc la conception des anomalies subordonnées, mais avec ce correctif : que les communications interventriculaires se font après complet développement du septum.

Pour la communication auriculaire, rappelons que l'anomalie la plus souvent observée est la persistance du trou de Botal; ce qui n'est pas difficile à expliquer, la valvule de Vieussens ne fermant cet orifice qu'à la naissance, et ne pouvant par conséquent se développer dans le cas de rétrécissement ou la pression auriculaire droite est excessive.

Il n'est donc pas nécessaire de remonter aux théories de l'endocardite et des arrêts de développement pour expliquer ces phénomènes. Quant aux autres anomalies qui se montrent chez les sujets atteints de sténose

congénitale, ne peut-on pour les expliquer invoquer le
même mécanisme ? (Spina bifina, absence de rein gauche dans le cas d'Osiander.)

Cochez a publié à la Société médicale des hôpitaux
de Paris une observation de retrécissement congénital dans laquelle on relève la soudure des deux reins
qui représentaient un fer à cheval. Cette symphyse des
reins n'est-elle pas explicable par une compression
des deux régions lombaires, compression empêchant
chacun des deux reins d'occuper sa place normale et
les refoulant l'un contre l'autre?

DESCRIPTION DE LA MALFORMATION THORACIQUE

Cette déformation nous paraît des plus importantes
à connaître, tant à cause de sa fréquence qu'à cause du
rôle pathogénique que nous lui attribuons dans la production de la sténose congénitale. Le thorax de nos malades semble se rapprocher beaucoup du thorax en gouttière décrit par Féré et Schmid. Il ne paraît pas dévié
de sa direction normale. Seuls les cartilages costaux et
le sternum nous paraissent semblablement atteints des
deux côtés. La déformation, dans tous nos cas, commence à la hauteur de la 3ᵉ côte pour se terminer au
niveau de la 5ᵉ inclusivement.

N'ayant pas eu l'occasion de pratiquer l'autopsie de
malades présentant un thorax de ce genre, nous nous
bornerons à donner les indications qu'un examen attentif nous a permis de constater.

Ce qui frappe dans la déformation qui nous occupe
c'est :

1° La disposition du sternum, qui présente une gouttière longitudinale à concavité antérieure, et un angle ouvert en arrière et présentant son sommet vers le 4e espace intercostal.

2° Au niveau des cartilages intercostaux, une saillie symétrique plus ou moins régulièrement hémisphérique siégeant au niveau des 3e, 4e espaces intercostaux et occupant quatre travers de doigt en dehors du sternum. Chez le malade de l'observation II, le diamètre de notre hémisphère mesure environ 7 centimètres.

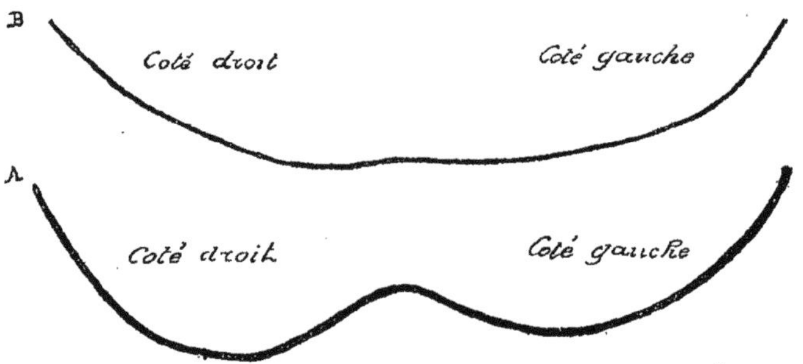

Fig. 1. — Coupe horizontale du thorax passant par les deux saillies hémisphériques.

Ajoutons à cela que la symétrie n'est pas toujours parfaite des deux côtés, et que cette déformation peut entraîner à elle seule une déformation du rachis (cyphoscoliose), et l'on comprendra les physionomies variées que peuvent revêtir les thorax des malades observés.

Mais, derrière cette variété, nous retrouverons toujours les principaux caractères que nous venons de mettre en relief, et que l'on pourrait figurer dans ces deux schémas, représentant, l'un une coupe horizontale passant par les deux saillies hémisphériques, l'autre une coupe verticale passant par le sternum,

Ce thorax ne ressemble nullement à celui des rachitiques. Chez ces derniers, en effet, on observe à l'inspection, des signes que nous n'avons
relevés nulle part dans les observations
que nous avons présentées. Les côtes, par
suite des tractions qu'exercent sur elles
les muscles intercostaux, redressent
leurs courbures et deviennent concaves
en dehors ; de plus, au niveau des articulations chondro-sternales, on remarque
une gouttière, souvent assez prononcée,
dans le fond de laquelle se trouvent
les articulations chondro-sternales.

Cette malformation siégeant des deux
côtés, le sternum se trouve porté en
avant, ce qui l'a fait comparer au brechet
des oiseaux.

Cette saillie du sternum détermine
une diminution assez marquée du thorax dans ses dimensions transversales.

Les côtes inférieures ne suivent pas le
mouvement que nous signalions plus

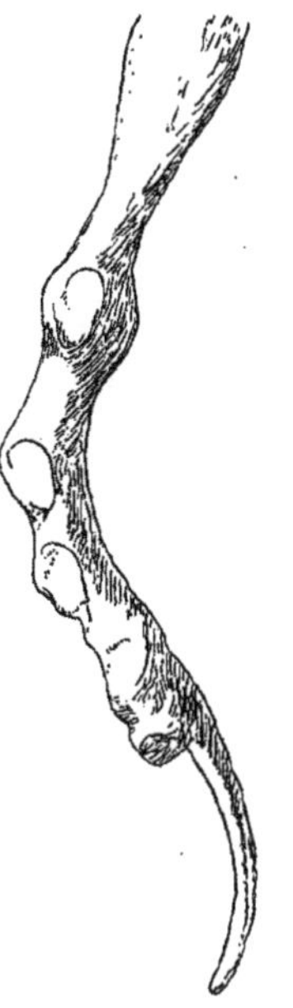

Fig. 2.— Coupe ver-
ticale du thorax
passant par le
sternum.

haut, elles se déjettent en dehors, probablement par
suite de la masse gastro-intestinale qui les refoule.

Aussi, chez les rachitiques, la taille semble-t-elle
remonter très haut.

Cette taille élevée, jointe au ventre d'ordinaire si gros
des enfants rachitiques, ont fait comparer la forme générale du buste des rachitiques au corps d'une araignée.

Si nous rappelons que le rachitisme se développe
dans l'enfance, de préférence vers deux ans, et qu'il

apparaît exceptionnellement pendant la vie intra-utérine, nous aurons montré que la forme du thorax,
ainsi que son évolution, diffère complétement du thorax que nous avons signalé chez les enfants porteurs
du rétrécissement congénital de l'artère pulmonaire.
Chez ces derniers, en effet, la malformation existait à
la naissance ; de plus, nous ne retrouvons pas la
gouttière qui siège au niveau des articulations chondro-
sternales ; nous ne relevons qu'une forte dépression
dans le sens longitudinal et au niveau de la partie
moyenne du sternum. On ne saurait donc rapprocher
le thorax des rachitiques de celui que nous avons
décrit dans ce travail.

La malformation thoracique que nous étudions dif-
fère-t-elle complètement du thorax en entonnoir
décrit par Eggel, Flesch, Esbstein en Allemagne,
Ramallier et Sérieux en France dans la *Nouvelle
Iconographie de la Salpêtrière*, 1891 ?

Nous savons que cette variété de déformation est
considérée comme congénitale et constitue, selon certains auteurs, un stigmate de dégénérescence ; n'y
a-t-il pas là encore un effet de cette compression
intra-utérine que nous avons invoquée chez nos malades, et qui, par ses nombreux méfaits, est bien capable
à elle seule de produire des dégénérés ?

En somme, il nous semble que ces deux variétés de
déformation, loin de différer essentiellement, ont la plus
grande similitude, et nous nous demandons s'il n'y a
pas là une seule et même anomalie, tantôt isolée, tantôt
accompagnée d'une anomalie viscérale autrement
importante : le rétrécissement de l'artère pulmonaire.

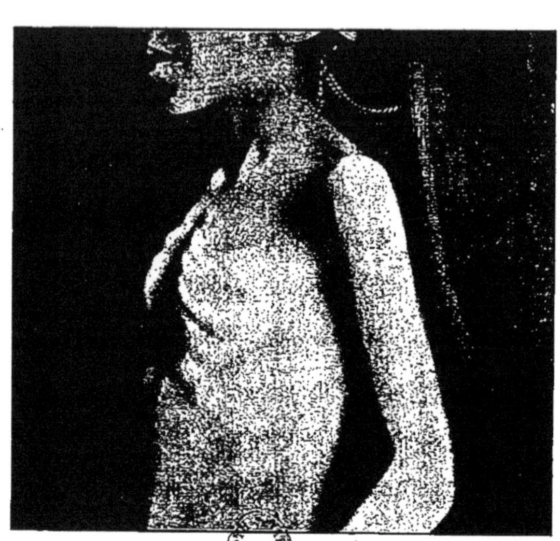

Fig. 3. — Robert S.... — Thorax déformé ; voussure arrondie de chaque côté du sternum, commençant au niveau du deuxième cartilage costal.

OBSERVATION I (personnelle).

S... Robert, israélite, sept ans, né à Alger.

Antécédents héréditaires. — Père et mère bien portants. Ils ont trois enfants : deux garçons et une fille; à l'exception de Robert, les deux autres enfants sont bien portants.

Antécédents personnels. — La mère nous apprend que, durant la grossesse de Robert, elle a eu de très gros chagrins occasionnés par la mort de proches parents ; elle aurait néanmoins accouché à terme, mais l'enfant était chétif, anhélant.

La garde-malade chargée de veiller cet enfant nous dit que lorsqu'il criait, sa face devenait violette et que, quelques jours après sa naissance, Robert aurait eu une syncope. A ce moment, on l'aurait cru mort, son visage paraissait décomposé, ses lèvres étaient noires.

Jusqu'à deux ans, S... a été difficile à élever.

Il a eu une hernie inguinale à deux mois ; à trois ans, une bronchite peu grave.

C'est à l'occasion de cette bronchite que l'on découvre, par hasard, un souffle intense dans la région du cœur. A cinq ans, il a une fièvre typhoïde légère.

Etat actuel. — Thorax déformé, ainsi qu'il est aisé de s'en rendre compte sur la photographie ci-jointe, figure 3 ; voussure arrondie de chaque côté du sternum, et commençant au niveau du deuxième cartilage costal ; cette voussure, comme dans toutes nos observations, siège à gauche et à droite du sternum et s'étend jusqu'au cinquième cartilage costal inclusivement ; elle est plus prononcée du côté du droit.

A la palpation, on a la perception très nette du frémissement cataire, surtout au niveau du troisième cartilage costal gauche et contre le sternum.

A l'auscultation, le souffle que l'on perçoit est nettement systolique : il masque tout le premier temps et a sa propagation en haut et en dehors, c'est-à-dire vers la clavicule gauche. La pointe du cœur bat à sa place normale.

Le ventricule droit, à la percussion, semble hypertrophiée.

Les poumons, le foie, la rate et le système osseux sont sains ; l'enfant est simplement d'apparence chétive, il s'amuse cependant très volontiers et est toujours disposé à courir; il est, toutefois, arrêté dans ses courses par la respiration qui lui fait rapidement défaut. Son visage prend aussitôt une teinte cyanotique caractéristique.

A l'état habituel, ses doigts ont une légère teinte bleuâtre, surtout au niveau des ongles ; ils ne sont pas hyppocratiques.

L'enfant est intelligent.

OBSERVATION II (personnelle).

Françoise V..., douze ans, née à Berrouaghia (département d'Alger).

Antécédents héréditaires. — Le père a des douleurs rhumatoïdes, mais n'a pas de lésions aortiques ; la mère est très bien portante.

Trois sœurs en bonne santé. Deux des sœurs sont mariées

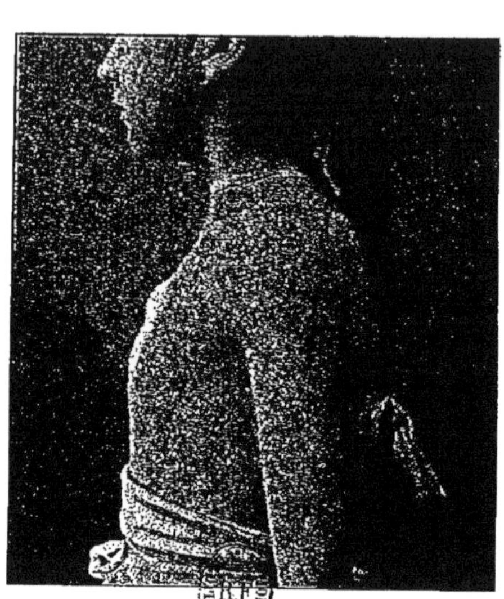

Fig. 4. — Françoise V... — Thorax déformé, saillie prononcée de chaque
côté du sternum, mais plus forte à gauche.

depuis peu ; la troisième agée de vingt ans est très robuste. Françoise est la dernière des enfants.

Antécédents personnels. — Durant la grossesse, la mère a eu des vomissements incoercibles. Ces vomissements ont duré pendant tout le cours de la gestation. Interrogé sur le volume que pouvait présenter son ventre durant cette grossesse, Mme V... nous dit qu'il était beaucoup moins volumineux que dans les précédentes. Elle aurait senti remuer son enfant entre le troisième et le quatrième mois. L'accouchement aurait eu lieu à terme dans les conditions normales de présentation.

Françoise, dès sa naissance, paraissait chétive ; elle a été assez difficile à élever. Elle a marché à quatorze mois et a percé ses premières dents à huit mois.

A un an et demi, maladie fébrile, grave, indéterminée, qui dura un mois. Depuis, l'enfant est essoufflée au moindre effort et sa face prend une teinte cyanotique très accusée. Bronchites fréquentes. Sensible au froid. Extrémités toujours froides. Doigts non hippocratiques.

Un médecin frappé du souffle que l'on constatait au niveau du cœur chez cette enfant lui aurait donné de la digitale.

État actuel. — Nous voyons l'enfant à sa sortie de l'école (car cette enfant n'ayant fait qu'une simple apparition à l'hôpital de Mustapha, il y a trois ans, nous n'avions recueilli que quelques renseignements sur elle et nous avons dû nous transporter dans sa famille pour relever d'autres renseignements susceptibles de nous intéresser). Elle a dû, pour regagner le domicile de ses parents, effectuer un assez long trajet et franchir une montée relativement pénible ; aussi la trouvons-nous haletante et cyanosée légèrement. A la palpation de la région précordiale, pratiquée sur les effets de l'enfant, on est frappé de l'intensité des battements du cœur. Malgré l'état d'agitation de l'enfant qui a parcouru une distance de près d'un kilomètre à pied, ses mains, ses pieds et ses oreilles sont froids.

Le thorax est très manifestement déformé, ainsi qu'on peut le voir sur la photographie ci-jointe (fig. 4) ; il présente, de chaque côté du sternum, une saillie très prononcée, mais plus forte à gauche. Ces deux saillies sont séparées par une gouttière qui déprime le sternum dans son sens longitudinal.

A la palpation du cœur, on note l'existence d'un frémissement cataire caractéristique, dont le maximum siège au niveau du troisième espace intercostal gauche, avec propagation vers l'épaule du même côté.

Les battements du cœur se traduisent à la vue par une ondulation des plus nettes au niveau du cinquième espace intercostal et un peu en dehors.

A l'auscultation, souffle systolique rude, à maximum nettement pulmonaire.

Ce souffle peut être comparé au bruit que fait un jet de vapeur ; il est intense et se propage de dedans en dehors. On le constate également dans la région sous-claviculaire droite, mais avec une intensité bien moindre.

A la percussion, on note une zone de matité très nette, dépassant le bord droit du sternum et indiquant l'hypertrophie du cœur droit.

Cette enfant, très intelligente, a un caractère très difficile et est facilement irritable.

OBSERVATION III

(due à l'obligeance de M. le Dr Cochez, professeur de clinique médicale à l'hôpital de Mustapha).

Hippolyte S..., vingt-quatre ans, né à Oran.

Antécédents héréditaires. — Père et mère en bonne santé. Ont eu quatre garçons et trois filles qui sont tous vivants et en bonne santé, à l'exception du malade dont nous donnons l'observation. L'aînée des enfants est une fille. Hippolyte venait après elle.

Antécédents personnels. — La mère d'Hippolyte nous apprend que, durant sa grossesse, alors qu'elle était enceinte de cinq mois, à la suite d'une chute qu'elle aurait faite, son flanc droit aurait porté sur l'angle d'une malle. Après cet accident, le fœtus dont elle avait constaté auparavant les mouvements très actifs, aurait été privé subitement de tous mouvements et ce pendant quarante-huit heures. La chute n'aurait pas eu d'autres conséquences. L'enfant serait venu à terme, bien qu'ayant l'aspect d'un prématuré ; la mère le comparait à un vieux. Il serait resté pendant vingt-quatre heures en l'état de mort apparente ; son corps, pendant tout ce laps de temps, avait une teinte violette très prononcée.

A trois mois, forte bronchite, à sept mois, variole. Sevré à dix mois, on constate, quelques jours après, une hernie inguinale droite.

A vingt mois, rougeole à caractère très grave ; entre temps, bronchites fréquentes.

A cinq ans, scorbut, nous dit la mère, mais nous pen--sons plutôt à une série d'hémorragies gingivales, comme on en observe fréquemment dans le rétrécissement congénital de l'artère pulmonaire, mais dont les localisations diffèrent.

A six ans, fièvre typhoïde sévère, la langue et les lèvres durant cette fièvre étaient noires, nous dit la mère.

A seize ans, fièvre muqueuse.

Ce n'est qu'à partir de ce moment que la mère s'aperçoit que son enfant présente de la cyanose. Depuis, au moindre effort ou à la suite d'une contrariété insignifiante, le visage d'Hippolyte prend une teinte cyanotique et sa respiration devient pénible. Son caractère est très difficile, il s'exaspère pour un rien, et à l'âge de huit ans, en raison de menaces de mort qu'il aurait proférées vis-à-vis d'une de ses sœurs, on aurait dû l'interner, croyant à de l'aliénation mentale.

Les mains et les pieds sont d'ordinaires froids et bleus. Les ongles ne sont pas hippocratiques. Epistaxis nombreuses, abondantes et difficiles à arrêter (trois fois par mois).

H..., en plus de l'état psychique spéciale que nous signalions plus haut, était hanté par des rêves pénibles; il se réveillait en sursaut en poussant des cris; il se croyait poursuivi par des Arabes, des chiens. Ces mêmes rêves le poursuivent au moment où nous le voyons, c'est-à-dire à vingt-quatre ans. D'une intelligence plus qu'ordinaire, il a tous les attributs d'un dégénéré; on relève chez H..., un prognathisme très accusé.

Ce malheureux ne pouvant effectuer aucun travail est à la charge de sa famille.

Le thorax de notre malade, ainsi que le montre la phothographie 5 présente deux saillies situées de chaque côté

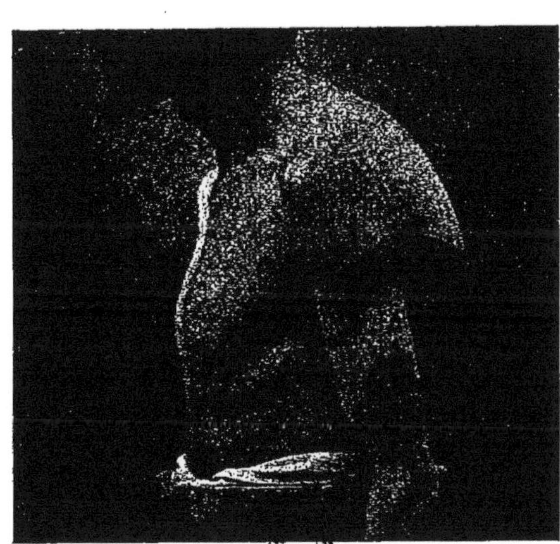

Fig. 5. — Hippolyte S... — Le thorax présente deux saillies, situées de chaque côté des bords du sternum, et séparées l'une de l'autre par une gouttière assez accusée qui occupe la partie moyenne du sternum dans son sens longitudinal.

des bords du sternum; ces saillies sont séparées l'une de l'autre par une gouttière assez accusée qui occupe la partie moyenne du sternum dans son sens longitudinal.

La pointe du cœur, légèrement déjetée en dehors, bat dans le cinquième espace intercostal.

On note à la palpation au niveau du foyer pulmonaire un frémissement cataire très accusé.

A l'auscultation, souffle rude, systolique, à maximum pulmonaire. La propagation de ce souffle se fait vers la clavicule gauche.

La percussion permet de constater une zone de matité de deux travers de doigt, en dehors du bord droit du sternum; le cœur droit est donc manifestement dilaté.

OBSERVATION IV (personnelle).

Adélaïde P..., onze ans, nous est amenée pour une bronchite.

Antécédents héréditaires. — Il nous est impossible d'en recueillir. Notre malade est une enfant trouvée qui a été confiée depuis sa naissance à plusieurs personnes étrangères.

Antécédents personnels. — Les motifs que nous signalions ci-dessus, nous empêcheront de remonter au très jeune âge d'Adélaïde. On nous apprend seulement qu'elle contractait facilement des rhumes, qu'elle était très sensible au froid, et que sous l'influence du moindre effort, de la moindre fatigue, sa face prenait une teinte violacée, sa respiration devenait haletante. Elle serait également très sujette aux épistaxis.

Etat actuel. — En voulant ausculter cette enfant, on est frappé par la présence d'une voussure siégeant de chaque côté du sternum ; les bords droit et gauche du sternum font une saillie assez prononcée, tandis que la partie médiane de cet os, dans son sens longitudinal (fig. 6), est creusée en gouttière.

L'auscultation révèle un souffle d'une grande intensité. Il nous est facile de déterminer que ce souffle appartient au cœur et non aux poumons.

Ce souffle est nettement systolique, il couvre tout le premier bruit, et son maximum siège au niveau du troisième espace intercostal gauche, et a 1 centimètre du bord gauche du sternum. Ce souffle, rude, se propage vers la clavicule gauche ; il perd de sa tonalité au fur et à mesure que l'on s'éloigne du foyer pulmonaire ; mais son intensité est telle qu'on le perçoit aisément dans la partie droite du thorax.

Il est très nettement perceptible à la main et revêt tous les caractères du frémissement cataire.

La pointe du cœur bat dans le cinquième espace intercostal, dans la ligne mamelonnaire.

Le cœur droit déborde d'un bon centimètre le bord droit du sternum. Le pouls est fort.

Les poumons présentent des râles de bronchite disséminés dans toute la poitrine.

Les mains et les pieds d'Adélaïde ont presque continuellement une température très basse. Ils ont une coloration violette assez prononcée. Les doigts ne sont pas hippocratiques.

La personne chargée de la garde de cet enfant nous apprend qu'elle a un caractère irascible.

Sa bronchite a évolué sans incidents.

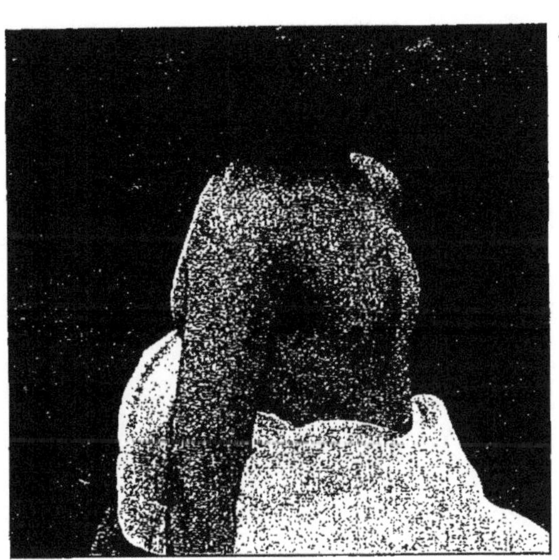

Fig. 6. — Adélaïde P... — Voussure siégeant de chaque côté du sternum,
dont les bords droit et gauche font une saillie assez prononcée, tandis
que la partie médiane de ces os dans son sens longitudinal est creusée
en gouttière.

OBSERVATION V

(due à l'obligeance de M. le Dr Cochez,
professeur de clinique médicale à l'hôpital de Mustapha.)

D... Marie, célibataire, sans profession, âgée de trente-
quatre ans, née à Paris le 16 janvier 1862.

Entrée à l'hôpital de Mustapha le 28 juin 1896.

Domicile, à Maison-Carrée depuis six mois, avant cette
époque à Rozoy-en-Brie (Seine-et-Marne).

Antécédents héréditaires. — Mère morte à vingt-sept ans
de fièvre typhoïde, père mort hydropique. Grand'mère
maternelle est vivante et âgée de soixante-dix-neuf ans,
mais elle aurait eu des attaques de paralysie.

A eu quatre frères et sœurs ; deux morts, l'un de fièvre
typhoïde à vingt-deux ans, l'autre en bas âge. Aucun ne
serait venu au monde comme elle (avec de la cyanose). Le
frère vivant aurait une hernie, la sœur est remariée, elle a
eu quatre enfants dont un mort. Elle est bien portante.

Antécédents personnels. — Serait née trois semaines
avant terme. La mère était nerveuse et aurait eu une peur
pendant la grossesse.

A la naissance, le médecin déclare que l'enfant non à
terme ne vivra pas. On la met en nourrice à Vaudroit, mais
elle n'a pas la force de teter pendant les trois premières
semaines, et on est obligé, pour la nourrir, de faire couler
le lait du sein dans la bouche. Elle n'avait pas de sommeil
et quand elle criait elle devenait noire, ce que la nourrice

attribuait à la colère. Elle reste jusqu'à deux ans chez la nourrice.

Jusqu'à l'âge de sept ans, rien à noter, sinon qu'elle ne pouvait jouer et courir sans devenir noire. A sept ans, elle a des crises pendant lesquelles elle perd connaissance, elle se débat et elle pleure. Elle est souvent arrêtée et reste au lit pendant des mois, surtout pendant l'hiver, qui l'incommode beaucoup. Elle est plus noire pendant la saison froide que pendant l'été. La menstruation s'installe à onze ans et demi. Les premières règles constituent une véritable hémorragie à cause de leur abondance. Elles se montrent régulièrement et abondamment toutes les trois semaines. L'oppression est moindre après les règles.

A vingt-deux ans, refroidissement, douleur au cœur et fièvre. Cette douleur, qui irradiait dans le dos, n'a pas disparu.

A vingt-quatre ans, nouvelle maladie avec douleur toujours marquée au cœur.

Nouveau refroidissement à trente-trois ans.

En juin 1895, elle a une bronchite, voit ses règles pendant dix jours et n'est plus réglée. Depuis cette époque, elle a toujours toussé.

En octobre 1895, crache une grande quantité de sang (un saladier).

Le médecin prescrit le séjour de l'Algérie, elle s'y rend avec sa famille en 1895.

A son arrivée à Maison-Carrée, elle est prise de diarrhée abondante (8 à 10 selles par jour). Elle peut encore aller et venir mais très doucement car elle étouffe au moindre effort, crache beaucoup, et sous l'influence de la plus petite émotion a une crise plus forte et devient noire. C'est cet état qui la détermine à entrer à l'hôpital de Mustapha.

État actuel. — Maigreur squelettique, apparence cachectique et pâleur des téguments, sur laquelle tranche la cyanose très marquée des extrémités des pieds et des mains tuméfiées en baguettes de tambour, avec les ongles incurvés. Teinte violacée du nez et des lèvres. Les veines dorsales des mains ainsi que le réseau veineux sous-ombilical sont très accusés. Pointe du cœur bat dans le cinquième espace intercostal en dehors du mamelon.

Le foie ne déborde pas les fausses côtes ; la rate, qui mesure 11 centimètres de long et 8 de large, ne paraît pas hypertrophiée. On perçoit un frémissement cataire très net, allant du troisième cartilage costal gauche à la clavicule du même côté.

La matité cardiaque dépasse d'un travers de doigt le bord sternal droit.

Souffle systolique rude, couvrant le petit silence à timbre bas, ayant son maximum au bord sternal gauche, au niveau du troisième espace intercostal. Ce souffle semble se propager vers la clavicule, mais s'entend jusqu'à la pointe.

Espace de Traube mat ; matité complète du sommet gauche ; gros gargouillements, toux caverneuse, pouls petit, 108.

Toux fréquentes, oppression avec crises plus vives, se plaint aussi de palpitations.

Elle mange à peine, vomissements alimentaires provoqués par la toux. Elle va s'affaiblissant de plus en plus et s'éteint en octobre 1896, emportée par la suffocation.

Autopsie. — Du côté des poumons : cavernes tuberculeuses à gauche, infiltration à droite. Cœur volumineux, par suite du développement exagéré du cœur droit.

Cœur. — Volumineux à cause du développement prédo-

minant du cœur droit. L'épaisseur des deux parois ventriculaires est la même, 12 millimètres. L'infundibulum est rétréci et tapissé d'un tissu blanchâtre sur lequel font saillie des
cicatrices blanches fibreuses et des noyaux durs. La partie la
plus rétrécie est ovalaire, mesurant 1 centimètre dans son
grand diamètre, 1/2 centimètre dans son petit Orifice pulmonaire mesure 45 millimètres (au lieu de 71) de circonférence. Il est muni de *deux valvules* sigmoïdes seulement. Les
parois de l'artère pulmonaire tranchent par leur finesse sur
l'épaisseur de l'aorte. Dans le ventricule droit, entre les piliers de la tricuspide, on aperçoit un orifice qui conduit directement dans le ventricule gauche, immédiatement sous l'orifice aortique. Cet orifice interventriculaire est ovalaire :
son grand diamètre mesure 2 centimètres, son petit
1 cm. 50. Le bord inférieur est situé plus à gauche que le
bord supérieur ; en d'autres termes, la cloison interventriculaire se trouve à cheval sur l'orifice aortique, ce qui
permettait au sang du ventricule droit d'être projeté directement dans l'aorte.

L'orifice aortique a 61 millimètres de circonférence, les valvules sigmoïdes sont légèrement épaissies.

L'orifice mitral mesure 64 millimètres au lieu de 93 millimètres, il est donc rétréci.

OBSERVATION VI

(publiée par M. le Dr Cochey, professeur de clinique
médicale, à l'hôpital de Mustapha) *(Société*
médicale des hôpitaux, 1896).

Rétrécissement de l'infundibulum de l'artère pulmonaire et
communication interventriculaire, sans troubles fonc-
tionnels appréciables jusqu'à l'âge de vingt-six ans.
Cyanose, tuberculose pulmonaire.

Jard..., vingt-huit ans, comptable, né à Bouconville
(Meuse), séjour en Algérie depuis 1886.

Il entre à l'hôpital de Mustapha, salle Trousseau, n° 34,
le 12 avril 1894.

Antécédents héréditaires. — Rien à signaler, sinon qu'un
de ses frères serait atteint de « maladie de poitrine ».

Antécédents personnels. — Cet homme, qui avait habi-
tuellement une excellente santé, aurait été atteint de fluxion
de poitrine peu grave, dans son enfance.

En 1887, à l'âge de vingt et un ans, il s'engage dans le
1er régiment de zouaves et, à la suite de deux visites médicales, il est jugé bon pour le service militaire. Jamais il
n'avait ressenti de douleurs à la poitrine, de palpitations ou
d'oppressions, mais il dit avoir toujours eu les extrémités
des doigts volumineuses.

En 1889, il prend part aux grandes manœuvres de Kabylie
et ressent, pour la première fois, des douleurs au niveau du
sternum et des palpitations, sensations qui, ayant disparu

à la suite d'un simple repos, ne l'ont pas empêché de terminer son service militaire.

Il se marie et a un enfant que nous avons examiné et chez lequel nous n'avons trouvé rien d'anormal du côté du cœur et des autres organes.

En 1892, il a une bronchite suivie d'un crachement de sang ; en même temps, il ressent des palpitations et des suffocations et s'aperçoit que ses extrémités sont parfois bleues et refroidies. A cette époque, on applique des vésicatoires sur le cœur.

En 1893, nouvelle bronchite et nouvelle hémoptisie. Depuis lors, le malade a toujours toussé, les crises de suffocation et de cyanose deviennent de plus en plus fréquentes, ce qui l'amène à l'hôpital le 12 avril 1894.

État actuel. — C'est un homme blond, maigre, au facies violacé : les lèvres, les joues, le nez et les oreilles sont cyanosés ; les dernières phalanges des doigts et des orteils sont tuméfiées et cyanosées, les extrémités sont froides. Il se plaint de palpitations au moindre effort et d'accès de suffocation se montrant surtout le soir et dans la nuit. La respiration est fréquente et légèrement bruyante. Enrouement très marqué.

Examen du cœur. — On perçoit à la palpation un frémissement cataire vers l'insertion sternale du troisième cartilage costal gauche. A la percussion : la matité du cœur déborde le bord droit du sternum, mais le cœur gauche ne paraît pas hypertrophié, la pointe bat dans le cinquième espace intercostal.

L'auscultation fait entendre un souffle systolique rude, râpeux, perceptible dans toute la région cardiaque et même dans le dos, entre les deux omoplates, mais dont le maximum se trouve à la partie interne du troisième espace intercostal gauche ; il se propage vers la clavicule gauche. Le souffle commence avec le premier bruit qu'il couvre, occupe le petit silence, et ne cesse qu'avec le second bruit qui est nettement frappé. Il semble un peu moins fort dans la position assise et paraît plus intense à la fin d'une forte inspiration. Au niveau de l'appendice xiphoïde, souffle plus doux, à tonalité plus basse, également systolique, insuffisance tricuspidienne.

Pouls veineux jugulaire. Par les secousses de toux, véritables tumeurs veineuses à la base du cou. Pas de battements hépatiques, bien que le foie déborde les fausses côtes. Pouls radial lent, faible, avec quelques irrégularités.

Examen de la poitrine. — Submatité au sommet gauche et matité à droite. A l'auscultation : au sommet gauche, inspiration faible, expiration prolongée et quelques râles fins par la toux. Au sommet droit, râles sous-crépitants humides en grand nombre, exagération des vibrations, retentissement de la voix. Dans tout le reste du poumon la respiration est rude.

Le malade tousse et expulse des crachats muco-purulents contenant parfois un peu de sang. L'examen bactériologique de l'expectoration a révélé la présence des bacilles de Koch.

Les urines, troubles et peu abondantes, ne contiennent ni albumine ni sucre.

(La numération des globules rouges a été faite, mais je ne puis me fier aux résultats obtenus : augmentation des globules, l'appareil dont on s'est servi ayant été reconnu défectueux.)

Les jours suivants, sous l'influence de la digitale (infusion de 1 gr. 5o de poudre de feuilles donnée en trois jours) puis de la caféine, les urines augmentent de quantité et dépassent 2 litres. La suffocation persiste, surtout le soir, mais atténuée et singulièrement calmée par l'emploi des ballons d'oxygène. Cependant la tuberculose continue son évolution et donne lieu, de temps à temps, à des poussées fébriles de plusieurs jours. Le malade séjourne ainsi pendant onze mois à l'hôpital, sans que les signes physiques du côté du cœur se soient modifiés un seul jour.

Se trouvant amélioré, il demande son exeat le 2 mars 1895 et s'engage à l'hôpital comme garçon de vestiaire.

Il rentre dans le même service le 1er avril 1895, pour une nouvelle poussée tuberculeuse, avec fièvre. Le souffle cardiaque n'a pas varié, les lésions pulmonaires ont fait des progrès. Le malade a considérablement maigri; il est très oppressé; toux et expectoration. Les jours suivants cet état s'aggrave, et la mort, amenée par la suffocation, survient le 22 mai 1895.

Autopsie. — Du côté des poumons, ramollissement tuberculeux plus avancé à droite. Granulations tuberculeuses récentes aux deux bases. Le cœur est augmenté de volume. Cette augmentation porte sur le ventricle droit, qui occupe presque toute la face antérieure de l'organe. Les parois du ventricule droit, qui ont 18 millimètres, sont un peu plus épaisses que celles du ventricule gauche. Sa cavité est dilatée, il y a insuffisance tricuspidienne. Le doigt porté en avant et à gauche de la valvule tricuspide, dans la direction de l'infundibulum, pénètre dans le ventricule gauche par un large orifice mesurant 2 centimètres de diamètre vertical et 1 centimètre 1/2 de diamètre horizontal. En avant de cet orifice de communication des deux ventricules, on trouve un autre orifice du calibre d'une plume à écrire, qui donne accès dans la cavité de l'infundibulum. Cette cavité paraît plutôt un peu dilatée, et se continue avec l'artère pulmonaire dont l'orifice est normal ainsi que les valvules. En somme, il y a en quelque sorte une cloison verticale à la base de l'infundibulum, cloison incomplète en haut où se trouve l'orifice de communication. La cavité infundibulaire semble un petit ventricule supplémentaire.

Ventricule gauche : valvule mitrale intacte, ainsi que les valvules sigmoïdes de l'aorte. La communication interventriculaire siège immédiatement sous l'orifice aortique, elle est pour ainsi dire isolée du reste du ventricule par un croissant musculaire limitant une sorte de canal dirigé vers l'aorte ; de sorte que le sang chassé par le ventricule droit dans l'orifice de communication devait pénétrer directement dans l'aorte.

Circonférence de l'orifice aortique : 83 millimètres.

Circonférence de l'orifice pulmonaire : 60 millimètres.

Les oreillettes sont dilatées, le trou de Botal est normalement fermé.

Foie gros, congestionné, présente l'apparence de la noix muscade. Rate légèrement hypertrophiée. Les deux reins, sont unis, à leur extrémité supérieure, par un pont de substance rénale qui repose sur la colonne vertébrale ; ils forment donc un seul organe disposé en fer à cheval. Il y a pourtant deux uretères occupant leur siège habituel.

OBSERVATION VII (personnelle).

Z... enfant israélite, sept ans et demi, nous est amené de la ville par un médecin.

Antécédents héréditaires. — Rien à relever chez les

parents, qui ont eu huit enfants bien portants à l'exception de celui-ci.

Durant la grossesse, la mère n'a rien présenté de particulier, si ce n'est des vomissements plus fréquents que dans ses grossesses précédentes et la perception de mouvements beaucoup moins actifs de la part de son fœtus. Elle ne peut nous dire si son ventre présentait un volume moindre durant cette gestation que lors des précédents.

Antécédents personnels. — Z... est venu à terme et avec toutes les apparences de la bonne santé, mais avec des doigts bleus et en battant de cloche.

Jusqu'à l'âge de quatre ans et demi, cet enfant s'est bien porté, mais à cette époque, il contracte la rougeole et depuis il est oppressé.

A sept ans il a une hémoptysie.

Au moment ou nous voyons Z., il est d'apparence chétive, et on sent qu'il a de la difficulté à vivre.

Il marche difficilement, et le fait d'être venu à l'hôpital l'a rendu inhalant. Son visage et ses mains sont violets. Il a peu de déformations thoraciques.

Au niveau de l'orifice pulmonaire, nous retrouvons tous les signes du rétrécissement de cet orifice : souffle rude, systolique, se propageant vers la clavicule gauche, frémissement cataire. Le cœur droit est hypertrophié.

Cet enfant est mort depuis, dans sa famille, nous n'avons pu avoir de renseignements,

OBSERVATION VIII (personnelle).

Un médecin nous conduit chez un enfant âgé de huit ans, qu'on appelle « le négro » à cause d'une cyanose très prononcée. Nous constatons en effet cette cyanose, qui est très intense. Il nous est malheureusement impossible de recueillir des renseignements sur cet enfant, dont les parents sont en Espagne; nous savons, d'après les voisins auxquels l'enfant a été confié, que ce petit malade a son père et sa mère, et que ces derniers ont perdu trois enfants en bas âge.

Nous relevons chez cet enfant des doigts nettement hippocratiques et la déformation du thorax caractéristique : saillies des deux côtés du sternum séparées par une gouttière occupant la partie moyenne dn sternum dans son sens longitudinal.

Nous ne retrouvons pas chez lui de frémissement cataire, mais nous constatons un souffle rude, systolique, à maximum au niveau du deuxième espace intercostal gauche, contre le bord du sternum. Ce souffle se propage vers la clavicule. Cet enfant, comme ceux qui présentent son affection, s'essouffle vite à la moindre fatigue.

OBSERVATION IX (personnelle).

G..., de Boufarick (département d'Alger), amène à l'hôpital une petite fille de neuf ans qui aurait une affection cardiaque de naissance.

Antécédents héréditaires. — La mère de cette enfant aurait eu cinq enfants.

Deux de ses enfants seraient morts, l'un à sept ans et demi de convulsions, l'autre serait venu au monde mort-né. Les trois autres enfants, deux filles et un garçon, sont bien constitués, à l'exception cependant du petit garçon qui aurait une coxalgie ?

Antécédents personnels. — Au maillot, battements de cœur violents. Depuis l'âge de cinq ou six ans, saigne du nez souvent et abondamment. La mère de cette fillette a remarqué que lorsque les battements de cœur étaient violents, les lèvres, le nez et les oreilles de son enfant devenaient noires.

Etat actuel. — Nous constatons chez cette enfant tous les signes du rétrécissement congénital de l'artère pulmonaire et de la cyanose concomitante : malformations thoraciques, souffle rude, couvrant toute la systole jusqu'au deuxième temps, avec un frémissement cataire se dirigeant vers la clavicule gauche. Hypertrophie du cœur droit.

OBSERVATION X (personnelle).

A. B..., dix-sept ans, née à Paris, vue en ville.

Antécédents héréditaires. — Père bien portant, mère morte des suites d'une infection puerpérale. Deux sœurs bien portantes. Les parents du père et de la mère d'A... seraient morts à un âge assez avancé, à la suite d'affections mal déterminées ; cependant la grand'mère paternelle semble, d'après les renseignements qu'on nous a fournis, avoir succombé à l'urémie ; la grand'mère maternelle a une affection néoplasique du tube intestinal.

Antécédents personnels. — Accouchement normal. Enfant venue à terme, vigoureuse, mais présentait dès sa naissance, nous dit le médecin de la famille, un souffle thoracique très intense qu'il comparait à un ronron.

Coqueluche à six ans, rougeole à huit, fièvre typhoïde à neuf, cette dernière, d'un caractère assez grave, a traîné en longueur. Entre temps bronchites fréquentes.

Réglée à onze ans, elle l'est depuis régulièrement et très abondamment. Règles pénibles le premier jour, nécessitant le repos au lit.

Etat actuel. — A la percussion du thorax on note un peu de submatité anx bases des poumons.

A l'auscultation, gros souffle, siégeant surtout à gauche du thorax et paraissant ne pas appartenir aux poumons.

Le cœur attire spécialement notre attention : c'est à lui qu'appartient en effet le souffle que nous avons constaté lors de l'auscultation des poumons. Si l'on place la paume de la main sur le sternum, on sent au niveau du deuxième espace intercostal gauche un frémissement très net, qui semble se propager en haut et en dehors, c'est-à-dire vers l'aisselle.

A l'auscultation, on trouve dans la région qui correspond au frémissement, un souffle rude, systolique, couvrant le petit silence et se propageant vers la partie externe de la clavicule gauche.

La pointe du cœur bat dans le cinquième espace et occupe sa place normale.

Nous relevons sur le bord droit du sternum une zone de matité de deux travers de doigt qui nous indique que le cœur droit est hypertrophié.

A..., est très sensible au froid. Elle s'amuse et court volontiers, mais est obligée de s'arrêter fréquemment pour respirer, la respiration lui manquant après un effort un peu prolongé. On ne note pas chez elle de cyanose. Ses doigts n'ont pas du tout l'aspect hippocratique.

Nous né notons pas non plus chez notre malade une

déformation thoracique très marquée ; cependant il est aisé de voir que le thorax n'est pas tout à fait normal et qu'il se rapproche de ceux des photographies que nous avons reproduites.

Nous relevons aussi chez A... des vertiges et de la céphalalgie ; cette dernière siège au niveau de la région frontale. Notons en passant le caractère difficile de notre malade.

CONCLUSIONS

Deux théories, celle de l'endocardite fœtale et celle des arrêts de développement, se sont disputé jusqu'à présent l'honneur d'expliquer la pathogénie du rétrécissement congénital de l'artère pulmonaire.

La théorie de l'endocardite fœtale faisant jouer un rôle exclusif à l'inflammation qui d'après elle devrait se produire exactement entre la sixième et la septième semaine, nous paraît exagéré. Nous ne croyons pas qu'il soit nécessaire de faire remonter à la période embryonnaire les causes du rétrécissement congénital de l'artère pulmonaire, car il faudrait que cette inflammation survînt juste entre la sixième et la septième semaine.

Quant à la théorie des arrêts de développement, il nous semble qu'elle a été portée trop loin par Rokitansky. Il a peut-être exagéré en subordonnant tout à un vice portant sur le cloisonnement du bulbe, car on ne peut nier l'endocardite.

La théorie de la compression utérine par suite de diminution du liquide amniotique, nous permet d'expliquer à la fois la sténose pulmonaire, l'endomyocardite et l'inocclusion du septum interventriculaire ; c'est à cette théorie que nous nous rattachons dans ce travail.

Lyon. — Imp. A. REY, 4, rue Gentil. — 27257